69 aventuras sexuais

"conheça as aventuras mais picantes
para esquentar sua relação sexual"

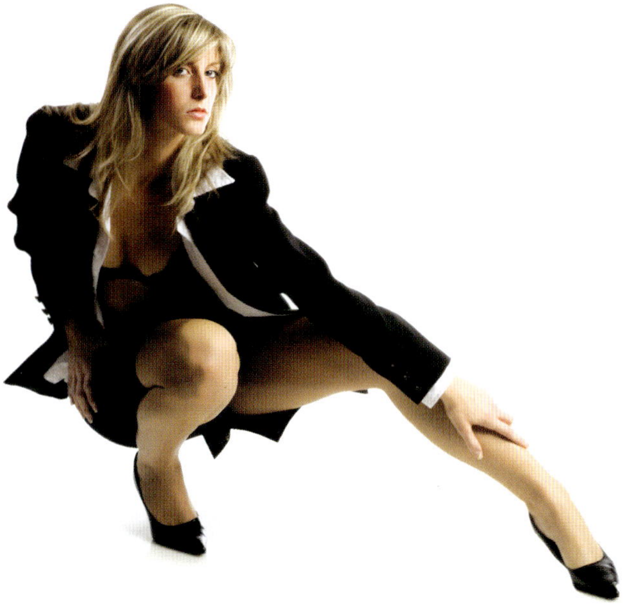

MARCO ZERO

Publicado originalmente pela Editorial LIBSA
sob o título *69 Citas de Sexo Exprés*

(Marco Zero é um selo editorial da Nobel Franquias S.A.)
Rua Major Paladino, 128 • Bloco 3
05307-000 • São Paulo • SP
Fone (11) 3706-1466 • Fax (11) 3706-1462
www.editoramarcozero.com.br
atendimento@editoramarcozero.com.br

CRÉDITOS BRASILEIROS
Supervisão editorial Maria Elisa Bifano
Produção gráfica e direção de arte Vivian Valli
Assistente de Produção Paula Casarini
Coordenação editorial Silvia Souza/Et Cetera Editora
Tradução Óscar Curros/Et Cetera Editora
Revisão Kleber Kohn/Et Cetera Editora
Composição de miolo e criação de capa Et Cetera Editora

CRÉDITOS ESPANHÓIS
Textos, edição e diagramação Equipe editorial da LIBSA
Fotografias Arquivo da LIBSA

Publicado em 2010
ISBN 978-85-213-1626-8

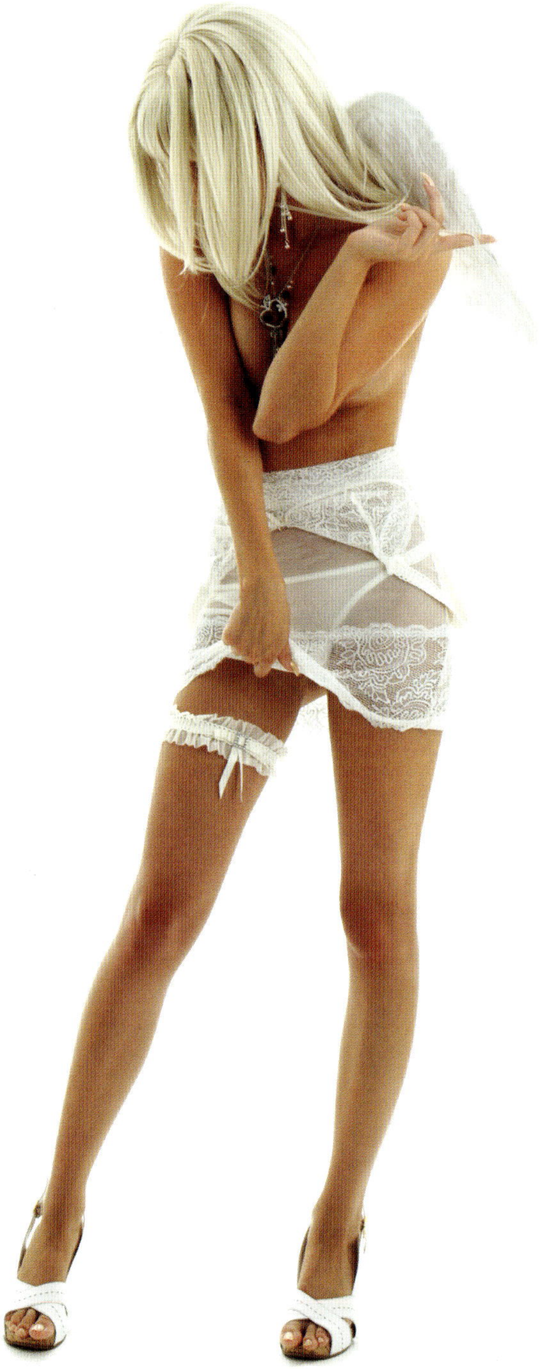

Impresso na China/*Printed in China*

Sumário

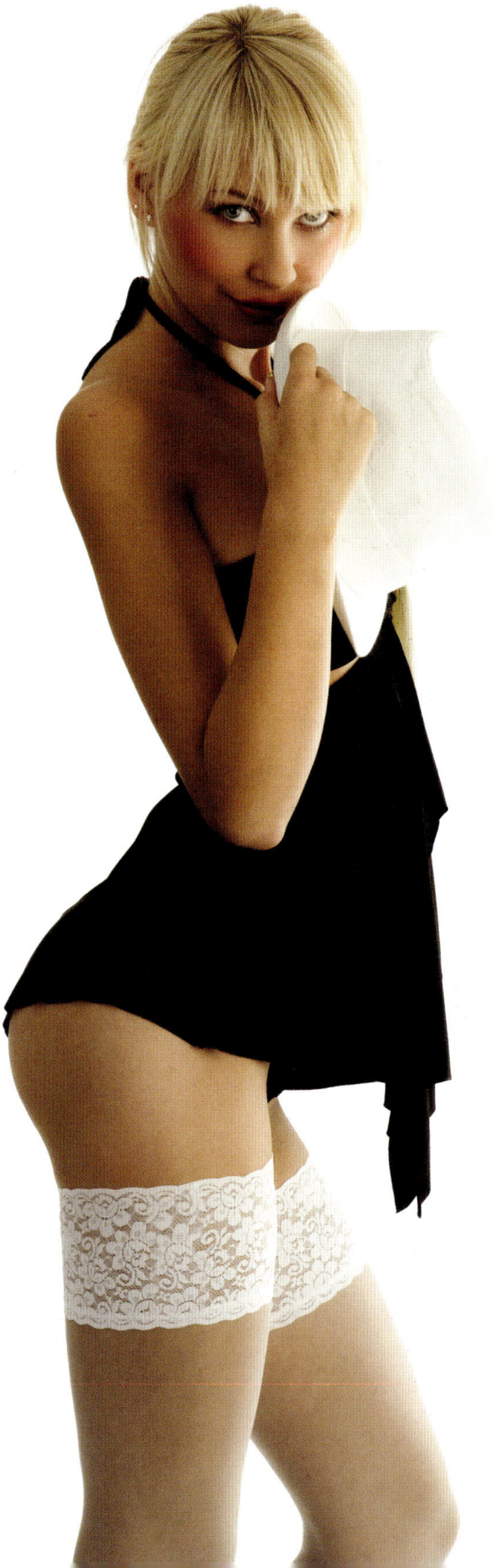

Apresen

"O SEXO RÁPIDO, ("rapidinha"), além de ser muito estimulante para os jovens amantes, também pode adicionar tempero às relações tradicionais e apimentá-las."

ação

A prática sexual é uma necessidade dos seres humanos. Mas, embora a maioria das pessoas reconheça que uma longa sessão de sexo, caprichada e tranquila tem mais qualidade, há momentos em que o prazer maior pode vir da prática da chamada "rapidinha". Da mesma forma que uma boa e longa refeição é excelente, mas um aperitivo em um bar também pode ser muito gostoso, o sexo em cinco minutos pode ser ideal para algumas pessoas em certos momentos.

Em primeiro lugar, muitos jovens que ainda não possuem casa própria ou que não se tornaram independentes dos pais têm grandes necessidades sexuais, motivadas pelo seu esplendor hormonal, mas não têm um local confortável, tranquilo e seguro onde fazer sexo. Daí, surgem locais insólitos para fazer amor, como os banheiros das casas de entretenimento e os cantos de bares, parques e locais públicos, lugares nos quais é possível passar mais ou menos despercebido na multidão. Vale lembrar que, para muitas pessoas, fazer sexo em um lugar cheio de gente é uma fantasia sexual comum. Então, o sexo em espaços públicos, embora probido por lei, não seria apenas uma opção para casais que não dispõem de meios, mas um cenário conscientemente escolhido para aumentar a excitação ou trazer mais dinamismo ao relacionamento.

Além disso, entre os casais estáveis, mesmo após anos de casamento ou de vida a dois, esse tipo de encontros amorosos rápidos pode ser a resposta para uma necessidade sexual nas ocasiões em que realmente não há muito tempo para o sexo; ou, então, pode ser uma opção para agitar a inevitável monotonia e fazer sexo de um jeito diferente.

Se as relações são sempre rápidas, pode existir um problema com o casal. Mas o sexo rápido também pode ser uma maneira de tornar a rotina mais divertida e variada. Quem nunca imaginou uma cena ardente em um espaço apertado como o elevador ou o provador de uma loja? Quem não sentiria pelo menos alguma empolgação diante da possibilidade de fazer amor em um lugar cercado de pessoas, onde há o risco de ser surpreendido a qualquer momento? Isso para não falar nas inúmeras fantasias de fazer sexo rápido e às escondidas com profissionais como eletricistas, encanadores... Além do sexo no carro, que é realmente muito comum. Então, por que não correr o risco em outros veículos, como no trem ou no ônibus? Quando se trata de sexo, não devem haver limites além daqueles estabelecidos de comum acordo pelos parceiros.

Embora nas relações rápidas o nível de compromisso costume ser muito baixo, devido ao imediatismo e ao fato de serem até mais excitantes quando praticadas com estranhos, nada impede que casais já estáveis aproveitem a sua imaginação e criem cenas como as que estamos propondo. No caso das mulheres, é comum dizer que, sem as longas preliminares, fica mais difícil elas atingirem o orgasmo. Mas isso não é sempre assim. Na verdade, em uma situação quase clandestina, na qual o sexo parece algo urgente e existe o perigo de ficar exposta, quase toda mulher pode se excitar tanto que não tenha a estrita necessidade de preliminares exaustivas. De qualquer modo, é sempre possível tentar uma nova experiência e deixar de praticá-la se o resultado não for satisfatório.

Hoje, existem redes virtuais de pessoas que não se conhecem, mas que marcam um local e uma hora para fazer sexo rápido, sem complicações ou compromissos. São encontros às cegas em lugares públicos, como um parque, os banheiros de um estádio de futebol, uma estação de trem ou um estacionamento. Entre os usuários dessas redes, também existem dois grupos: o daqueles que se encontram para fazer sexo e os que querem apenas observar discretamente, pelo simples prazer de *voyeur*. Além disso, nas grandes cidades, há lugares destinados especialmente a esse tipo de práticas sexuais, frequentados por todo tipo de pessoas, sem preconceito. Neles é possível fazer suingue de casais e até mesmo trios, ou ainda escolher entre um ambiente heterossexual, homossexual ou bissexual.

Toda essa liberdade e esse culto das relações sexuais casuais estão bastante distantes da ideia convencional do romantismo, mas é claro que podem ser um estímulo sexual muito importante quando a monotonia se instala nas rotinas dos relacionamentos de longa data. É uma possibilidade para tornar realidade as mais diversas fantasias sexuais sem ser infiel ou pensar em frieza. Basta brincar de interpretar personagens, por exemplo, o marido pode aparecer de repente em casa, fantasiado de encanador bonitão e fogoso. Ou criar situações fictícias, como, por exemplo, um casal com anos de relacionamento que faz de conta que não se conhece e marca um encontro em algum lugar para praticar sexo rápido. Tudo isso aumenta a paixão e evita problemas de apatia ou rotina sexual.

Os contrários à prática argumentam que ela banaliza o sexo e o contagia de um estilo de vida muito atual e pouco recomendável, pois o relaciona com tudo o que é perecível e sem importância, como a *fastfood*. O que não é necessariamente verdade. Pessoas com hábitos sexuais tranquilos e bem estáveis podem querer passar alguns momentos agradáveis de vez em quando, sem que isso signifique que elas subestimam a intensidade amorosa dos relacionamentos. Muito pelo contrário, vivenciar essas fantasias significa que os parceiros se preocupam com a manutenção do seu amor e da sua paixão ao longo do tempo e que estão trazendo novos hábitos para enriquecer seu relacionamento.

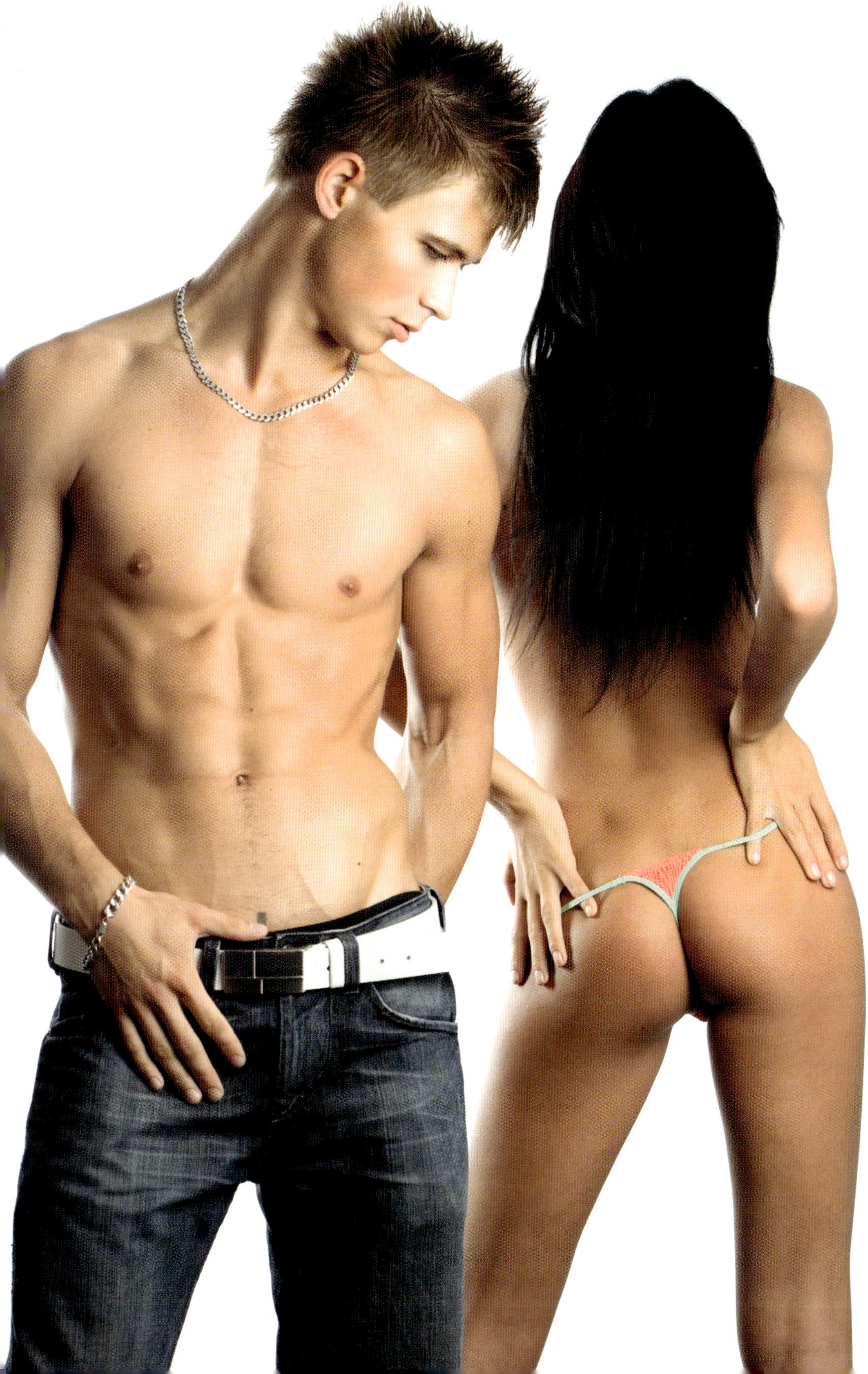

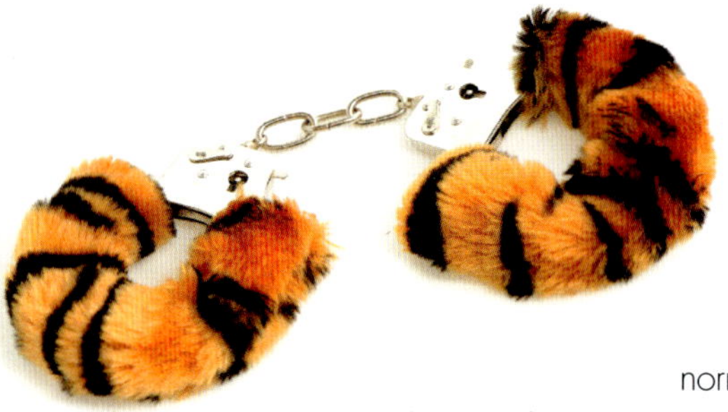

Claro, o sexo rápido admite todos os tipos de variações e modalidades, desde a penetração vaginal até a anal ou a oral, além de carícias, entre tantas outras coisas. Muito embora se possa pensar que, em circunstâncias tão breves e em lugares normalmente fechados e pequenos, deva ser priorizado o conforto para facilitar a rapidez da prática deste tipo de sexo. Por isso, talvez a posição mais utilizada seja em pé, provavelmente a única realmente possível em um provador, um vestiário ou um elevador. Mas, naturalmente, a posição, como quase tudo, é muito variável.

Apesar de ser um sexo rápido e impetuoso, não se pode esquecer nunca das medidas de proteção contra a gravidez indesejada ou as doenças sexualmente transmissíveis, especialmente nos casos de encontros às cegas, quando o sexo é praticado com desconhecidos. O uso do preservativo não toma tempo e os segundos que se demora na sua colocação são compensados pela tranquilidade de diminuir o risco de consequências indesejadas. Além disso, há sempre a possibilidade de transformar o ato da colocação em mais um jogo sexual, cheio de malícia, usando, por exemplo, a boca.

O sexo rápido deve levar em conta uma série de recomendações práticas para torná-lo mais eficaz. Em primeiro lugar, costuma ser feito sem que toda a roupa seja tirada, para não se perder tempo. Se um bom *striptease* é recomendável para longas sessões, nessas ocasiões, pode ser mais excitante a visão de uma coxa, do peito ou de um braço no meio das roupas desarrumadas, mas sem tirar tudo, para poder se recompôr rapidamente se necessário. Para as mulheres, é muito mais útil usar saias em vez de calças, por razões óbvias. Também é melhor usar camisas ou vestidos que possam ser desabotoados pela parte da frente, quer seja muito ou pouco, dependendo do clima e da inspiração.

Finalmente, nesse tipo de sexo não existe espaço nem para a vergonha nem para o pudor, pois qualquer pessoa pode tomar a iniciativa e se deixar levar. A imaginação é uma arma mais poderosa que a sofisticação nesses encontros esporádicos, nos quais não há nenhuma fronteira, exceto a que cada pessoa queira estabelecer. Cinco minutos podem parecer muito mais tempo do que se pensa. De fato, há estudos que dizem que a relação sexual mais satisfatória é aquela que não dura mais que dez minutos nem menos que três. Se somarmos a essa sensação de extrema urgência e necessidade uma pitada de perigo de sermos descobertos, teremos a mesma adrenalina que se estivéssemos vivendo uma aventura, acrescentando paixão e diversão a uma opção sexual tão válida quanto qualquer outra e que é mais um passo em direção à maturidade pessoal para ter uma vida sexual saudável.

01 o provador

NÃO ERA UM CARA ousado, mas naquela tarde no *shopping* perdeu toda a compostura. Ele estava olhando as camisas, ao lado dos provadores, quando viu, por trás de uma cortina, uma bela mulher se despindo. Sem pensar, movido pelo instinto, deslizou para dentro do provador. Ela poderia ter gritado, mas não o fez. Olhou para ele pelo espelho e indicou-lhe, com um movimento de olhos, que sentasse no banquinho. Então, ela desabotoou a sua calça, sem uma palavra, liberando seu pênis duro e sentou-se sobre ele, completamente nua, deixando-o entrar e sair de seu corpo até que ambos atingissem o orgasmo. Depois ela se vestiu, comprou uma camisa que não tinha experimentado e se despediu dele para sempre com uma piscada de olho enquanto saía da loja.

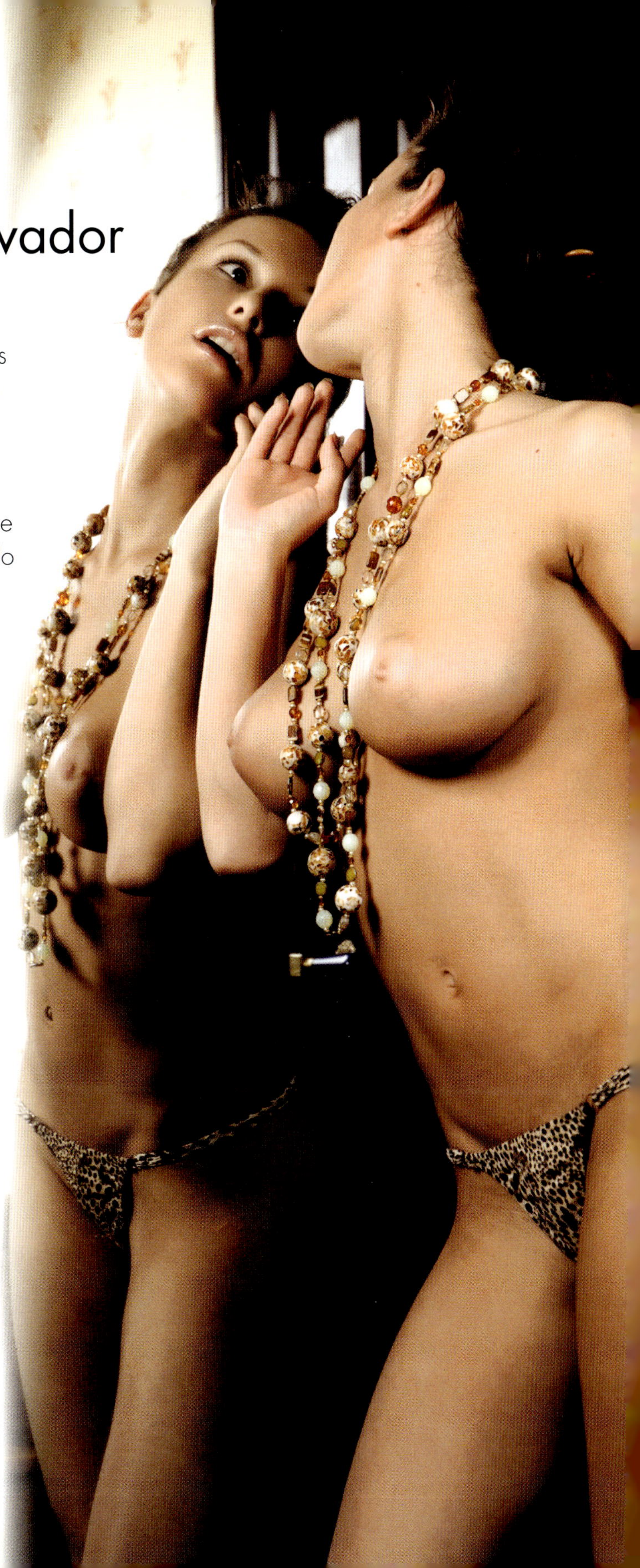

> “NO ESPELHO a sensual cena os deixava ainda mais excitados e eles davam vazão à sua paixão.”

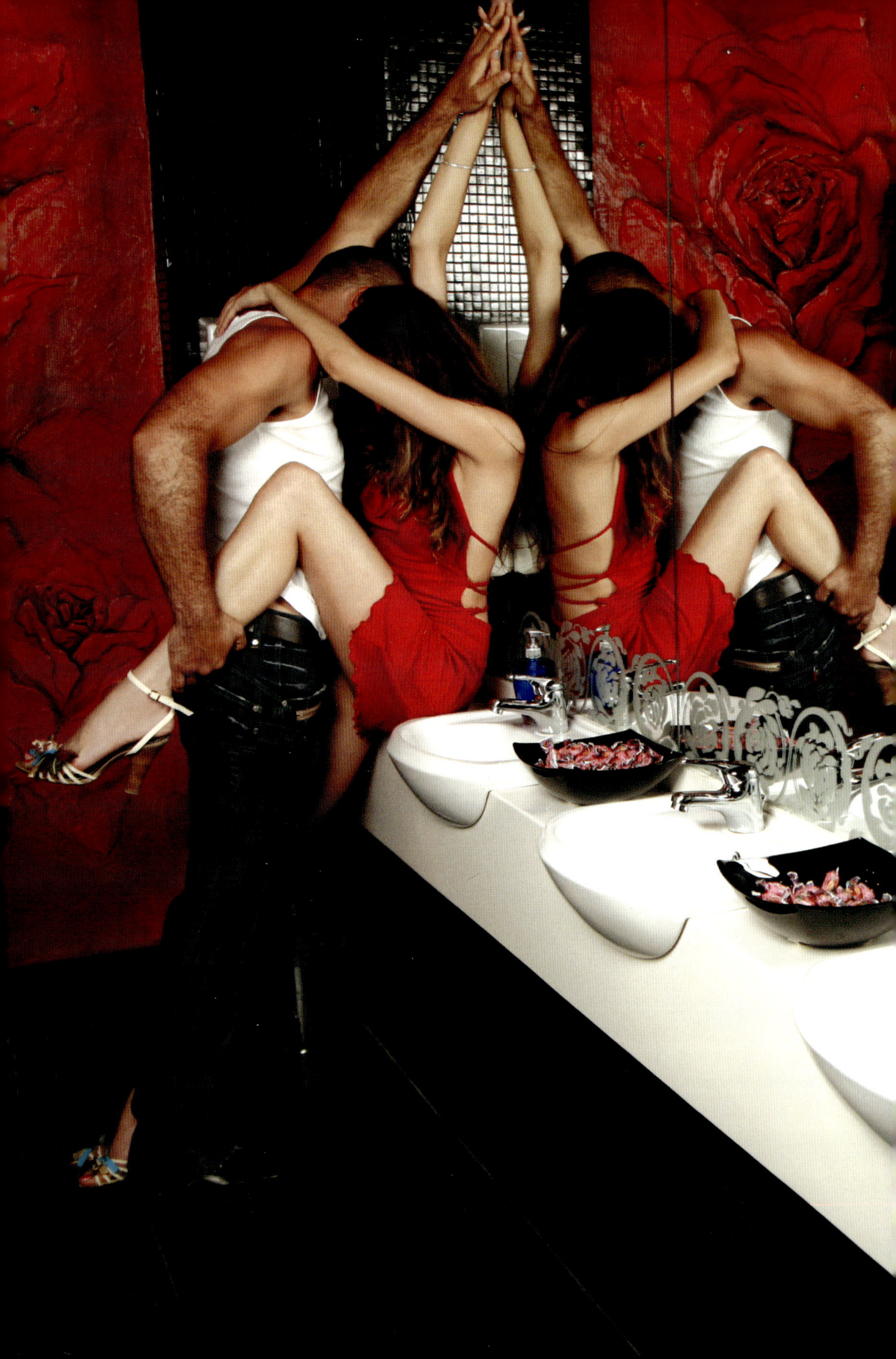

02 o banheiro feminino

ERA UM FERIADO chuvoso. Diante da ausência de planos, ela foi visitar uma exposição de arte moderna. Logo percebeu que não estava muito interessada nos quadros, mas sim no artista que estava ali, conversando com os admiradores da sua obra, e que não parava de olhá-la dissimuladamente. Pode-se dizer que praticamente o convidou para segui-la até o banheiro feminino do salão de exposições. Uma vez lá dentro, eles não trocaram nenhuma palavra. Ele a pegou e a sentou sobre o lavatório. Ela abriu as pernas e ele entrou sob a sua saia, percebendo que ela estava sem a roupa de baixo. Então, pôde praticar um cunilíngua que a deixou totalmente lubrificada e a fez sentir um desejo irrefreável a ponto de suplicar.

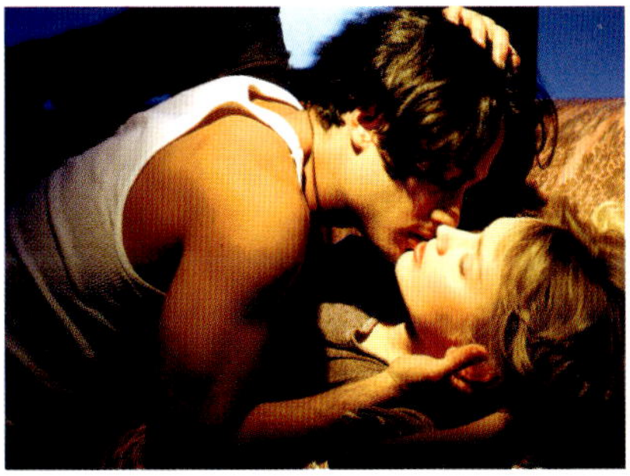

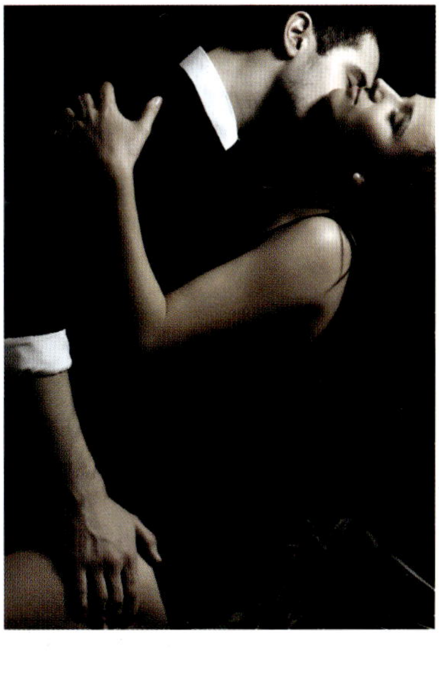

> "FOI ENTÃO que o artista honrou seu nome, com uma penetração tão rápida quanto inesquecível."

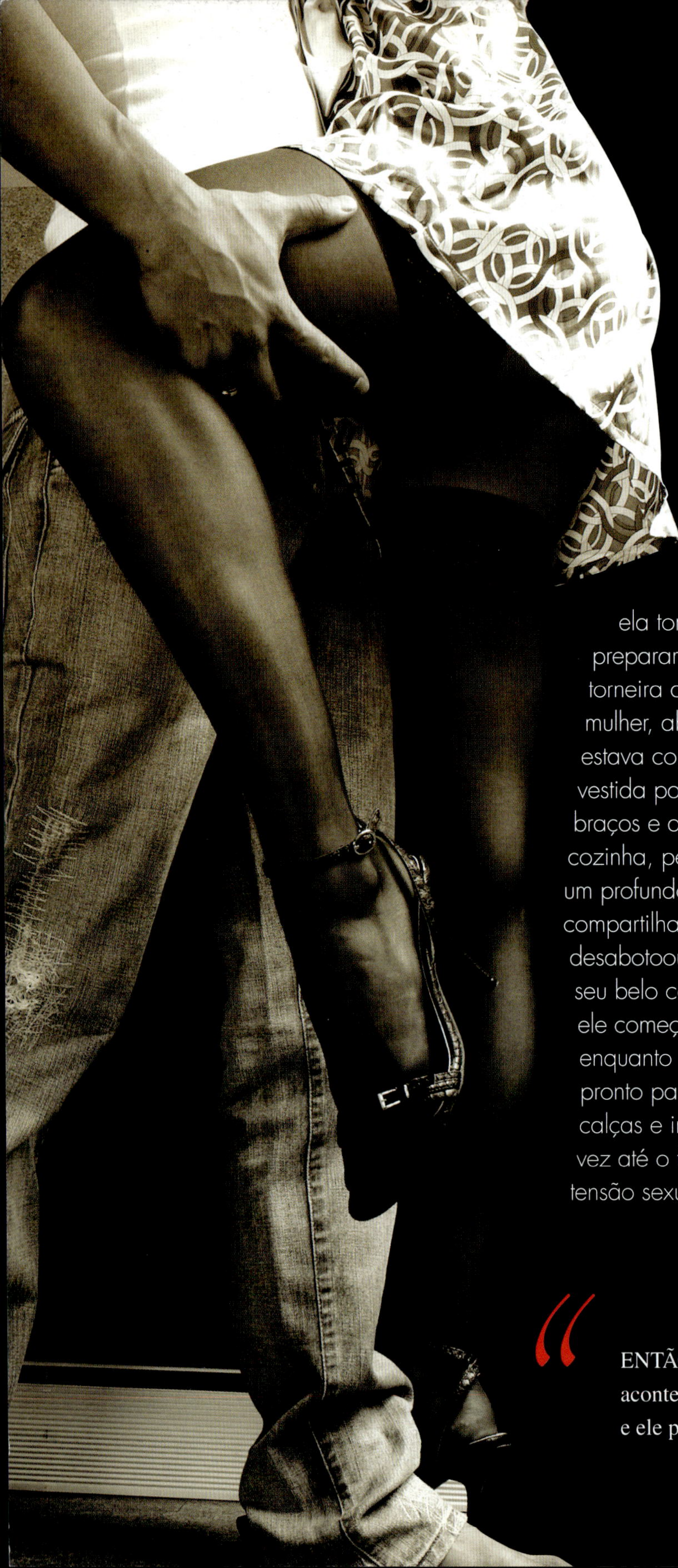

03

esperando o jantar

NAQUELA NOITE eles não iam sair. Ficariam em casa, jantando e assistindo a um filme. Então, enquanto ela tomava banho, ele começou a preparar o jantar. Parou de ouvir a torneira aberta e de repente sentiu sua mulher, abraçando-o por trás. Ela ainda estava com os cabelos molhados e vestida para seduzi-lo. Ele a tomou nos braços e a sentou na bancada da cozinha, percebendo nos seus olhos um profundo desejo, do qual ele compartilhava. Ela se deitou e desabotoou o leve vestido para mostrar seu belo corpo nu. Como um louco, ele começou a lamber os seus seios enquanto acariciava seu clitóris, já pronto para o sexo. Então, abaixou as calças e introduziu seu pênis de uma só vez até o fundo, aliviando-se de toda a tensão sexual em poucas investidas.

> "ENTÃO, COMO se nada tivesse acontecido, ela se maquiou e ele preparou o jantar."

04 a porta aberta

> “COM AS pernas entreabertas, ela disse: — Você pode entrar até o fundo.”

QUANDO SAIU de casa para o trabalho naquela manhã, ele encontrou a porta da vizinha aberta – não completamente, apenas um pouquinho, como se lhe sugerisse que podia entrar. Ele tinha cruzado com ela na escada certa vez e pareceu-lhe uma mulher muito atraente, de cabelos escuros e olhos azuis, mas nunca tinha ido além do clássico "Oi" e "Até logo". Talvez fosse a única oportunidade da sua vida de se relacionar com uma mulher como ela. Então, ele entrou e, na penumbra, viu o corpo dela, completamente nu e deitado no sofá. Ela acariciava os seios, com os mamilos muito escuros eriçados, contrastando com a sua pele de marfim.

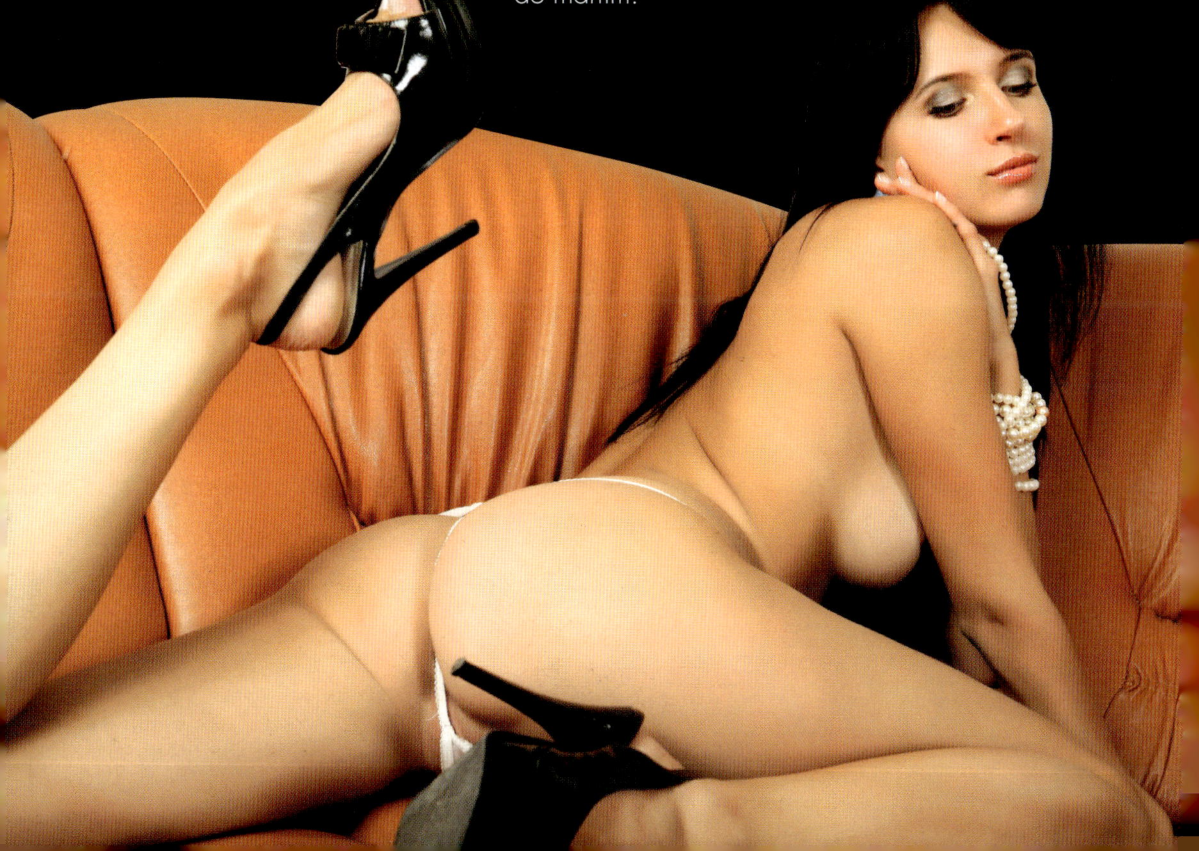

05 o escritório

A CHEFE o chamou de última hora e ele foi para o escritório sem desconfiar de nada. Havia apenas dois meses que estava trabalhando lá. Era jovem e promissor e tinha a cara daqueles que nunca desperdiçam uma oportunidade. Ele bateu à porta e uma voz sensual o convidou para entrar. Ela estava sentada sobre a mesa, com as pernas ligeiramente separadas, deixando aparecer a renda da sua roupa íntima embaixo da saia. A força da juventude lutava para sair da sua calça, então ele decidiu libertá-la. Ela observou aquele pênis poderoso com desejo e deitou sobre a mesa, deixando as portas do prazer completamente abertas para ele.

“— ESTAVA ME perguntando se você seria capacitado para me fazer um trabalhinho especial – disse ela, passando a língua pelos lábios úmidos.”

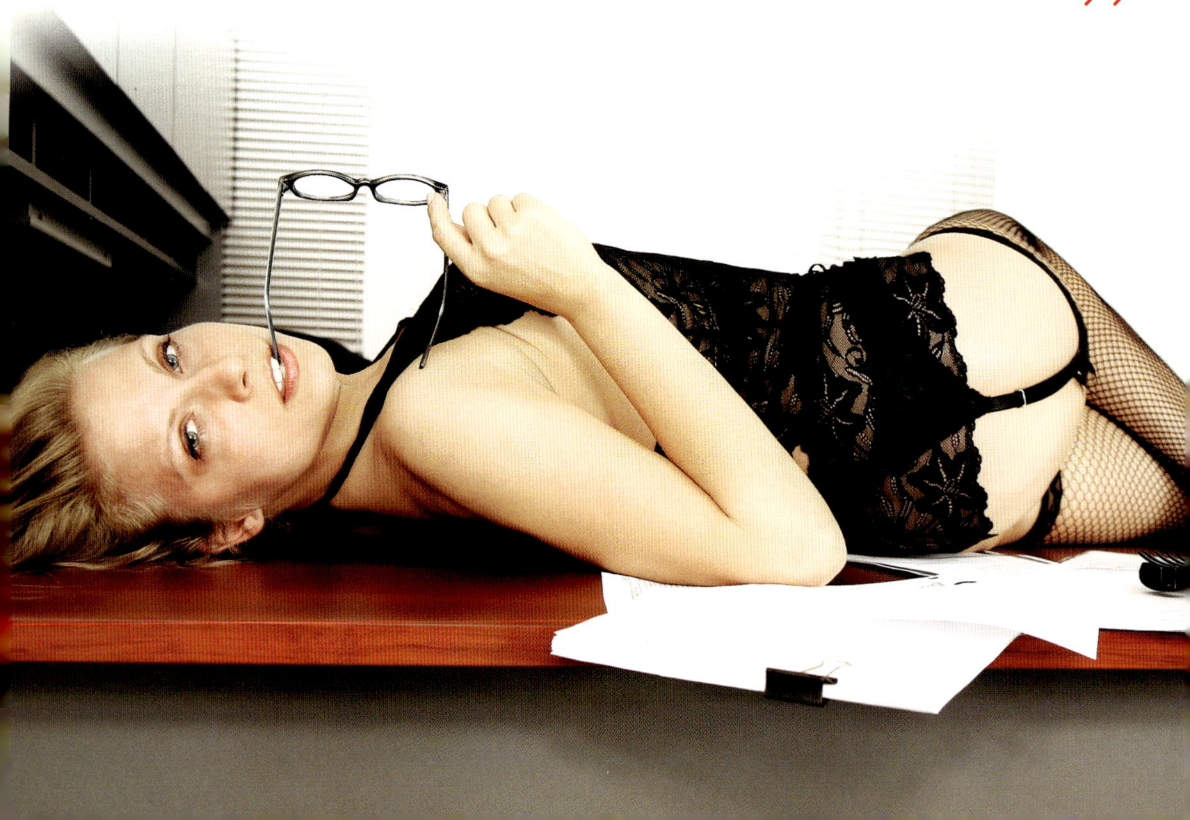

06 depois da dança

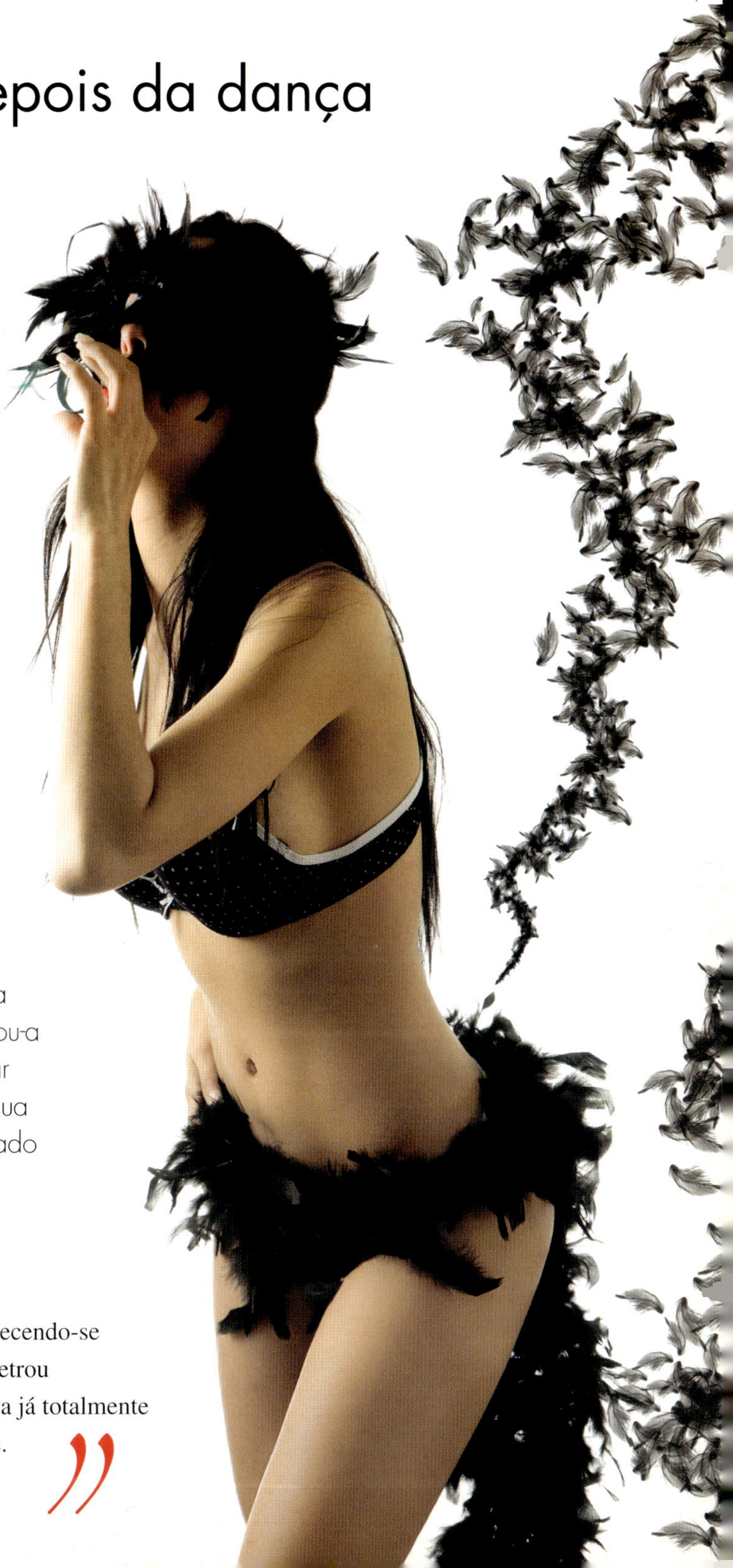

EVIDENTEMENTE, ELA estava procurando por sexo. Tinha ido sozinha até a pista de dança da festa com um traje de cabaré. Então, ele a tirou para dançar. Com poucos passos, ela o envolveu com os seus movimentos ondulantes e ele sentia cada vez mais pressão na parte de dentro das pernas, exatamente onde ela o roçava com a coxa. Ele apalpou as nádegas dela, sem disfarçar, enquanto a levava para o jardim, distante da dança. Deitou-a na grama, deixou-a de *lingerie*, começou a mordiscar seus mamilos e logo levantou a sua saia para sentir o seu sexo molhado com os dedos.

"ELA JÁ gemia de prazer, oferecendo-se inteiramente. Então, ele a penetrou repentinamente, em uma dança já totalmente sexual que os deixou exaustos."

07 o presente

EM SEU décimo aniversário de casamento, ele queria oferecer um presente a sua esposa, algo que ela não conseguisse esquecer e que não pudesse imaginar: realizar uma fantasia sexual que ela sempre tivesse temido e desejado. Ele voltou mais cedo do trabalho e a esperou em casa, preparando um prato de chantili fresco e espumoso. Quando ela chegou, ele vendou os seus olhos com um lenço de seda e a levou para o quarto, onde a despiu e começou a espalhar o chantili por todo o seu corpo, lambendo-a toda. Em poucos instantes, ela já estava entregue e ele a deixou com o corpo dobrado sobre a cama, de modo que suas nádegas e parte da sua vagina ficassem claramente à mostra, recheando-as também com o chantili fresco.

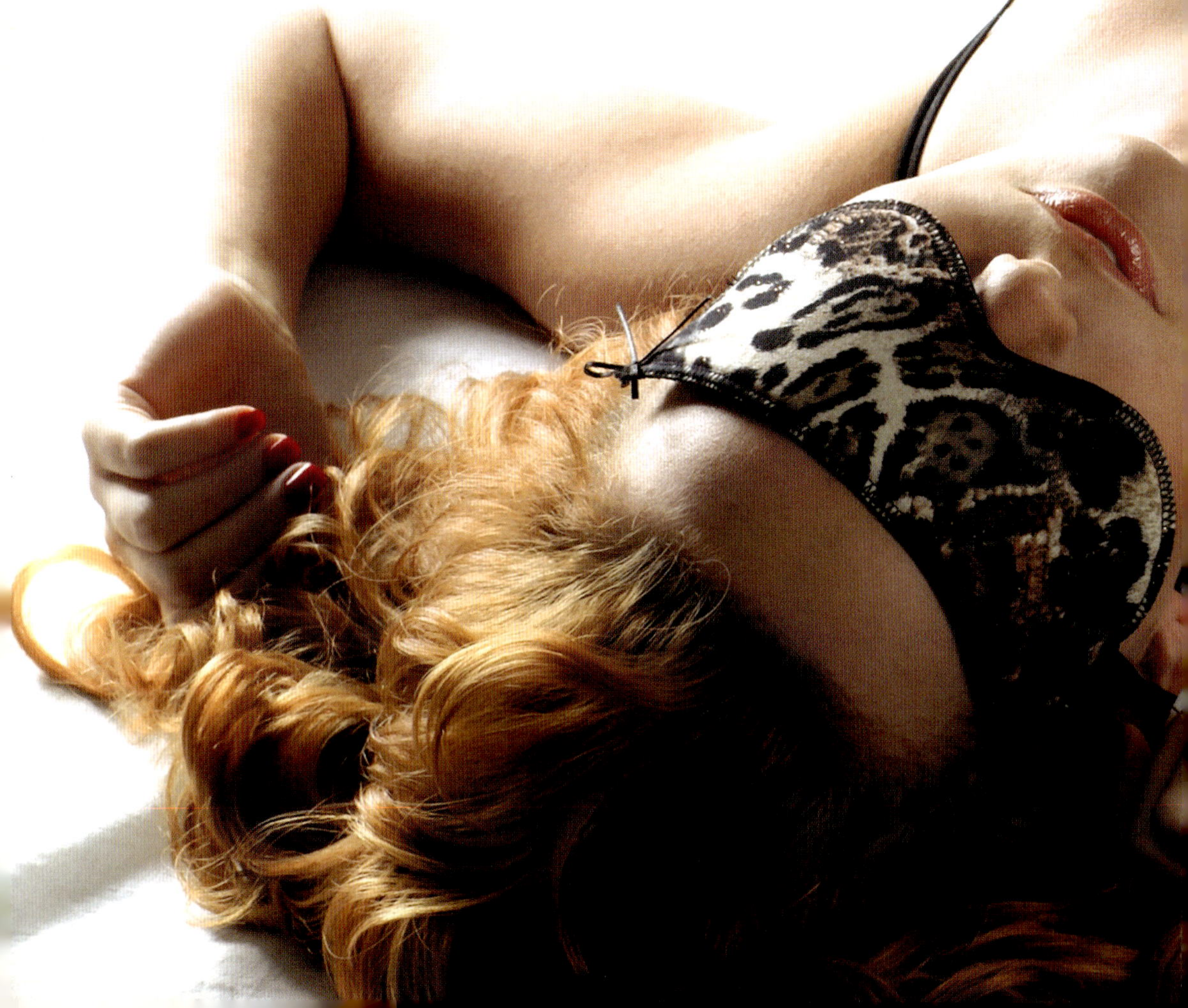

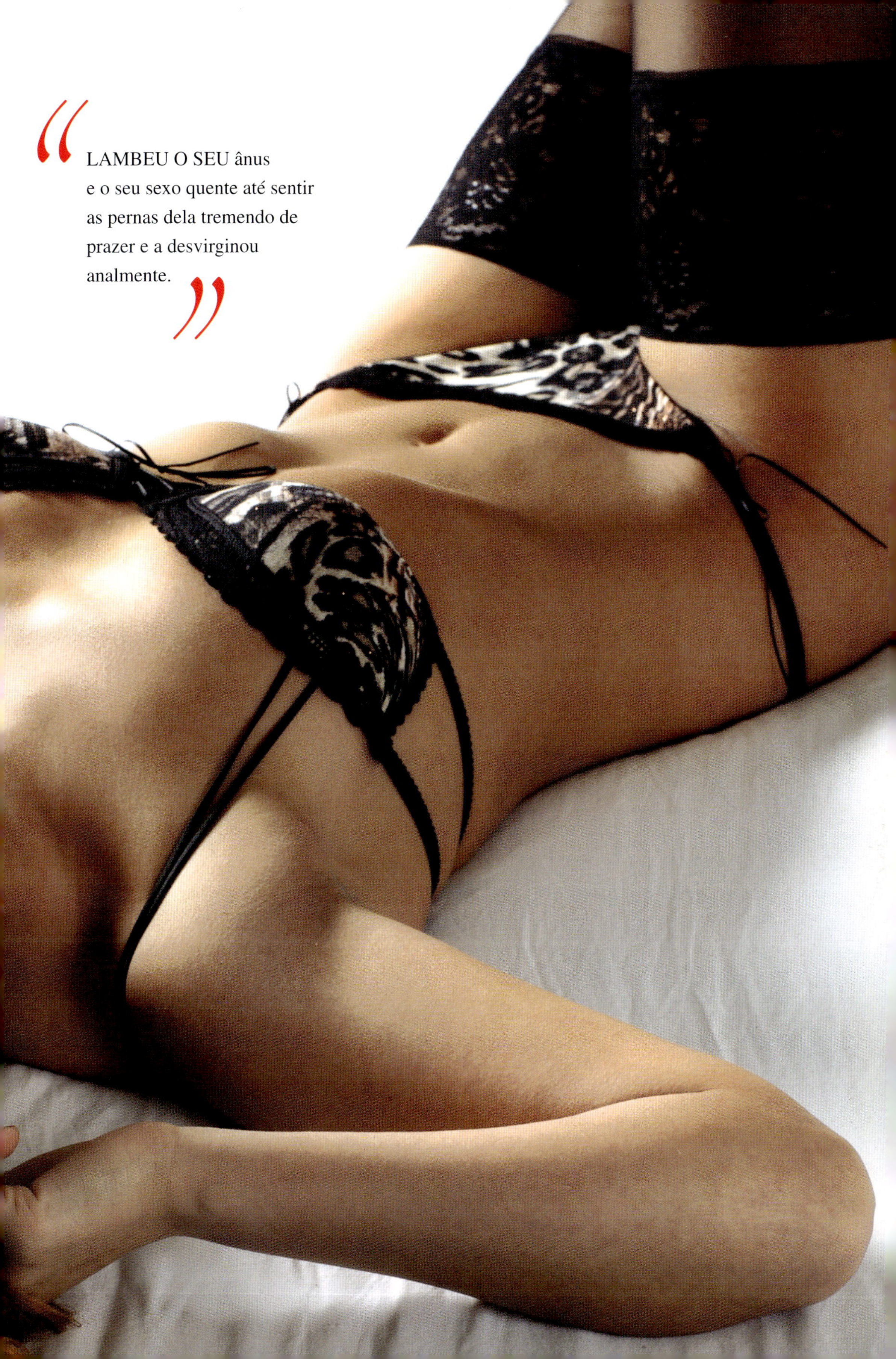

> “LAMBEU O SEU ânus e o seu sexo quente até sentir as pernas dela tremendo de prazer e a desvirginou analmente.”

08 o ferro-velho

UM ACIDENTE destruiu o seu carro e ela decidiu levá-lo para o ferro-velho. O dono a viu entrar, parar o carro e sair. Ficou obervando-a e fantasiando com aquela mulher solitária de saltos altíssimos que ecoavam entre os carros estacionados. Então, ele se aproximou por trás sigilosamente, enquanto ela observava um antigo utilitário. Ela se assustou, mas o seu olhar de alerta mudou quando percebeu o volume entre as pernas dele. Demonstrando a determinação com a qual havia escalado muitos cargos na multinacional onde trabalhava, ela tirou o paletó e deitou-se sobre o capô do velho carro, mostrando a sua beleza nua em plena luz do dia.

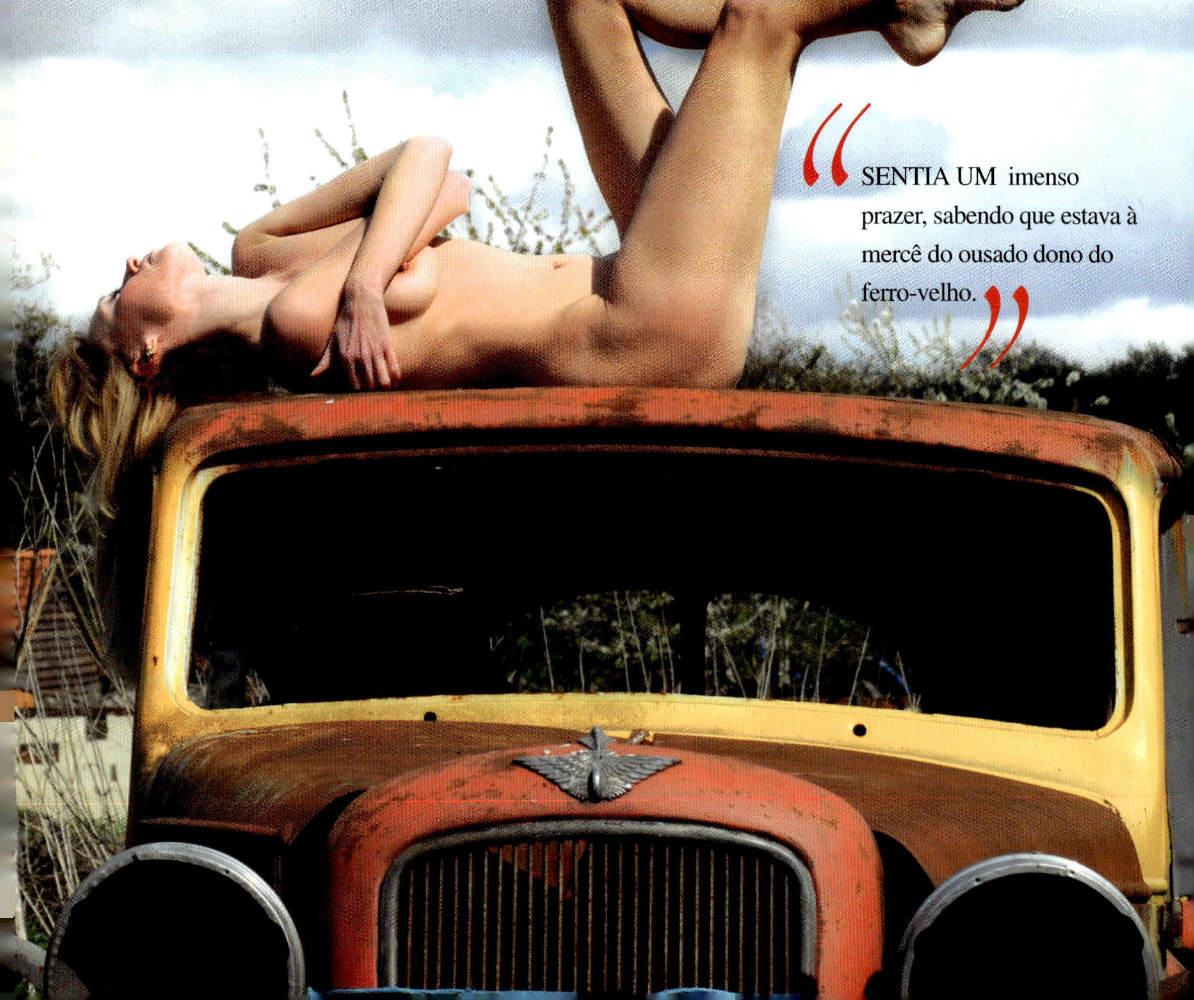

> “SENTIA UM imenso prazer, sabendo que estava à mercê do ousado dono do ferro-velho.”

09 assuntos de família

EMBORA ELES já estivessem com a data do casamento marcada e, certamente, já houvessem feito sexo muitas vezes, quando estavam na casa dos seus pais, respeitavam as regras. Naquela ocasião, ela teria que passar a noite lá. Então, ficou decidido que dormiria no quarto da sua futura cunhada. Elas dividiam a mesma cama. Mas, quando a luz se apagou, a cunhada começou a se esfregar sensualmente contra ela. Tudo aconteceu muito rápido: a cunhada mergulhou entre os lençóis e colocou a cabeça entre as suas pernas. Separou os grandes lábios, assoprou suavemente e, em apenas alguns minutos, a levou ao êxtase, somente lambendo o seu clitóris, enquanto introduzia vários dedos na sua vagina. Provavelmente, a situação de perigo e o fruto proibido fizeram desse o melhor orgasmo da sua vida.

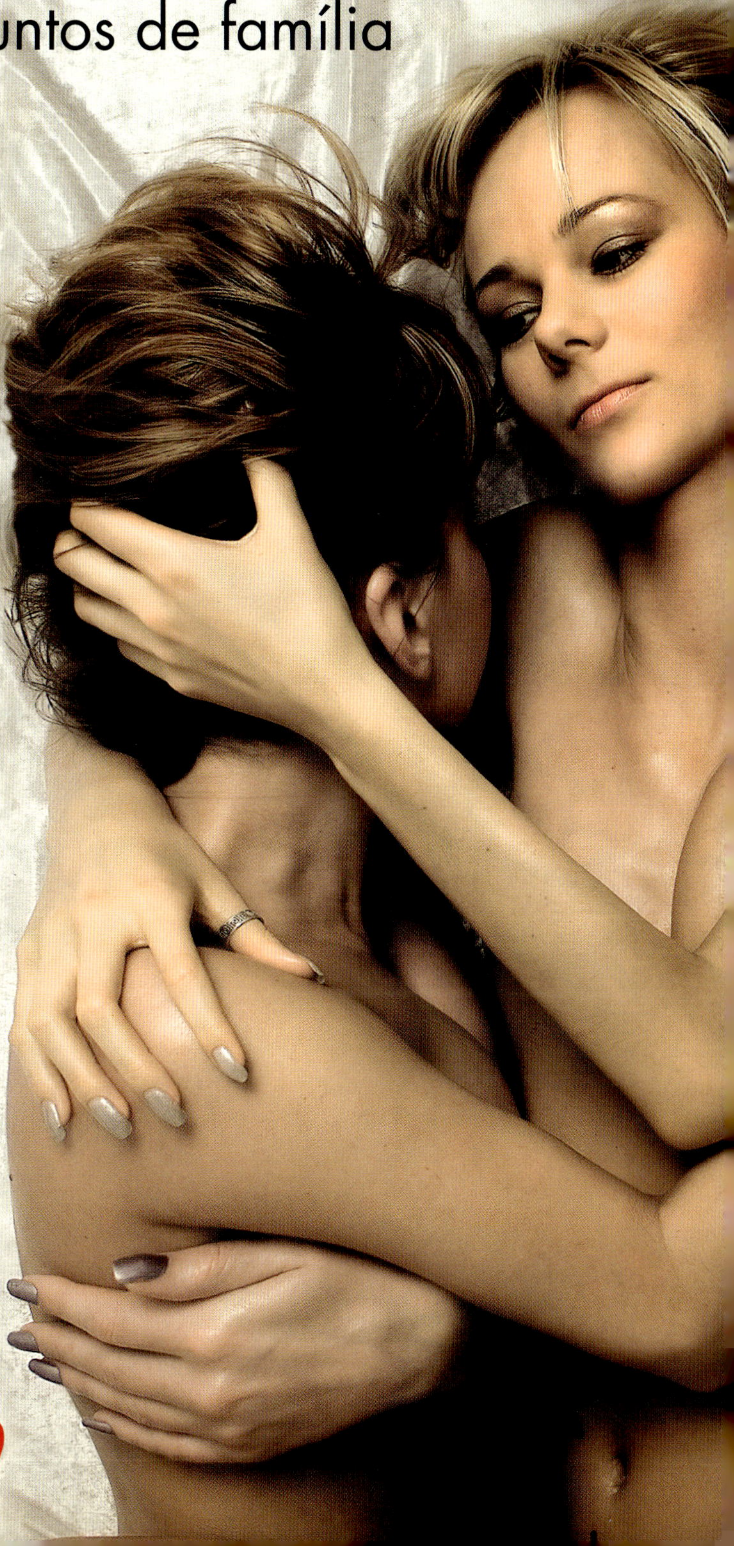

"NUNCA TINHA feito sexo com outra mulher e nunca voltaria a fazê-lo. Mas, apenas uma vez, decidiu experimentar."

10 perigoso jogo de carnaval

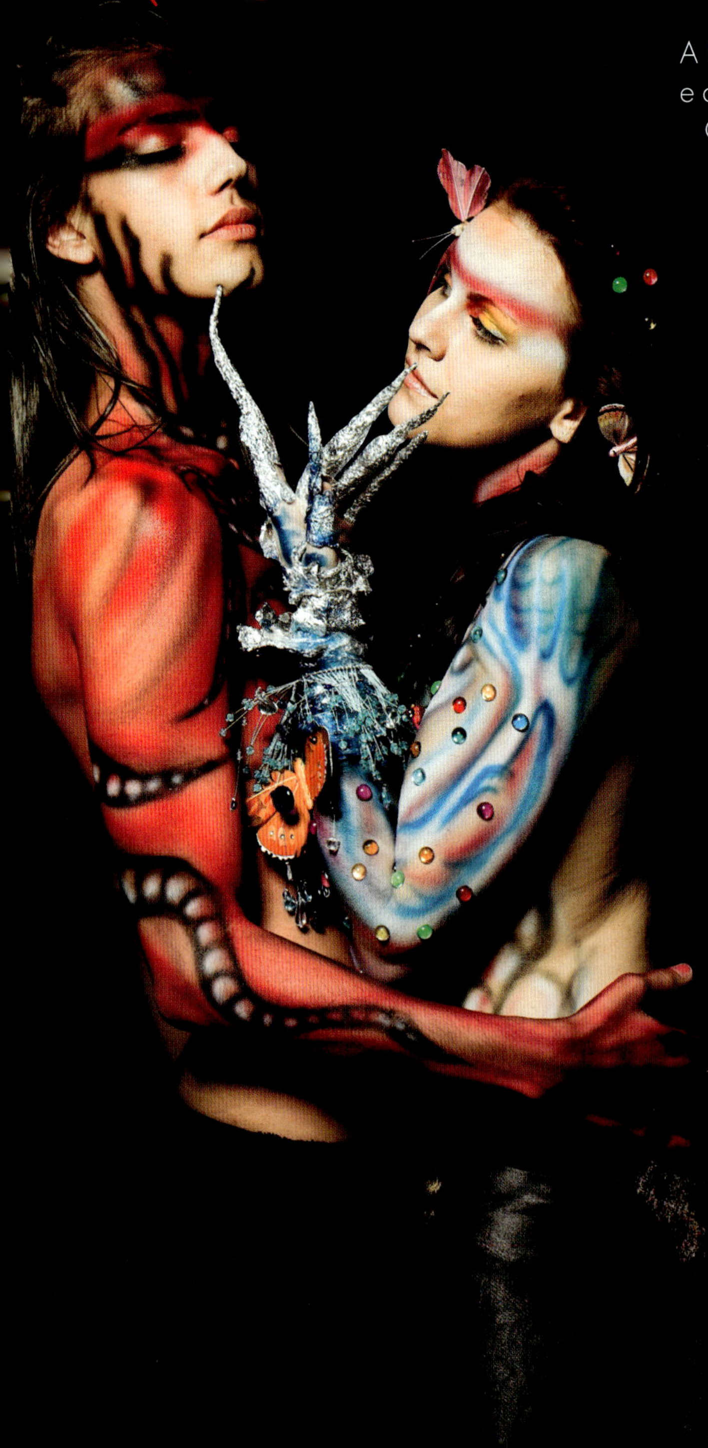

A FESTA era um baile de máscaras e a feiticeira tinha chegado sozinha. O diabo logo percebeu que ela o estava olhando, então, se aproximou e deixou que a dança se transformasse em uma coreografia sexual, na qual se roçavam e também se tocavam descaradamente. Tanta ousadia não deixou os outros dançarinos indiferentes... Uma princesa de lábios vermelhos e volumosos e dois romanos ficaram ao redor deles e também começaram a se tocar, beijando-se e excitando-se em grupo até que os seus movimentos os afastaram da pista de dança e puderam explorar profundamente uns aos outros em um local mais reservado.

> "**ESTAVA DANÇANDO** em um ritmo muito sensual, mexendo os quadris e deixando as costas à mostra."

11 o motorista particular

A PATROA precisava do carro para resolver algumas questões. Então, naquele dia, o novo e jovem motorista não levou o patrão ao escritório, mas a esperou na frente da escadaria. Assim que desceu, ela lhe deu os primeiros sinais, requebrando sobre os saltos altos e entrando no carro com certo atrevimento, deixando que a saia se levantasse um pouco. No caminho seu comportamento ficou mais evidente. Ela começou a se tocar e o motorista podia ver como ela se masturbava no banco de trás, mostrando o seu sexo ardente pelo retrovisor. Ele parou o carro e, desabotoando a calça, deu-lhe o que ela estava quase implorando.

> "— ESPERE POR MIM amanhã no mesmo horário – ordenou a patroa quando ele a deixou em casa."

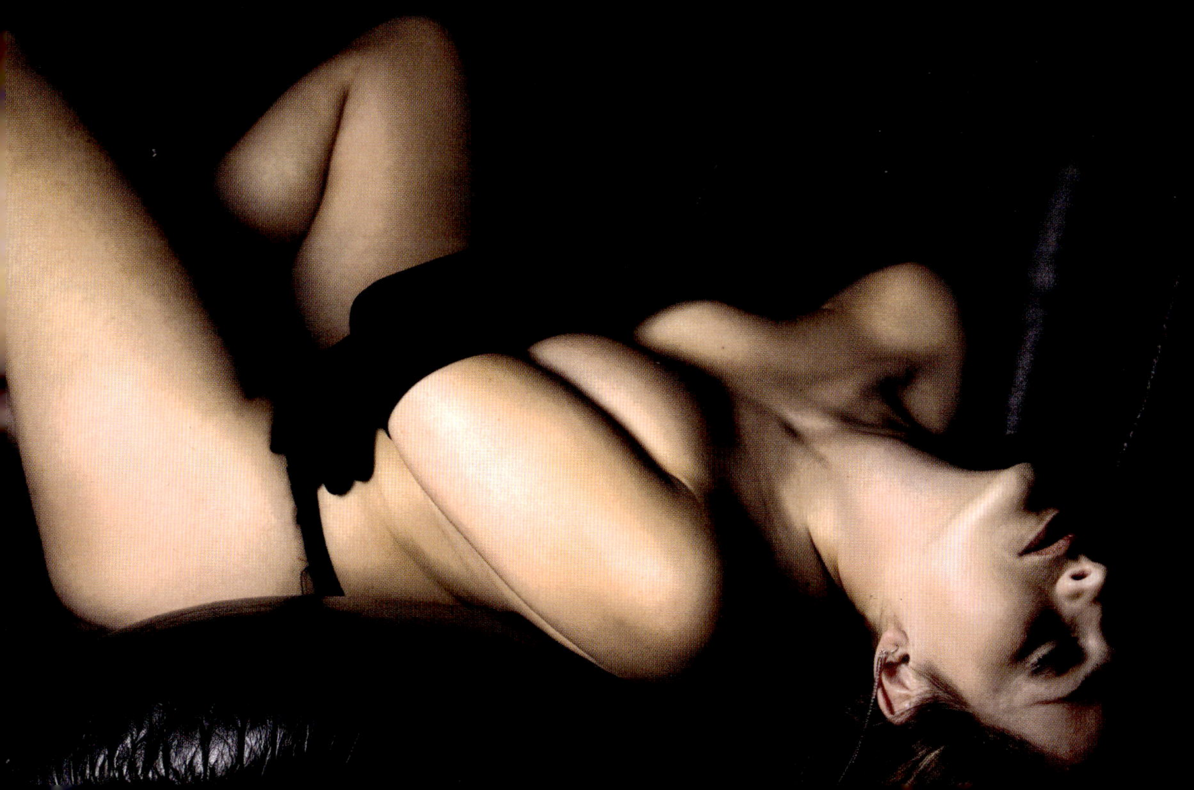

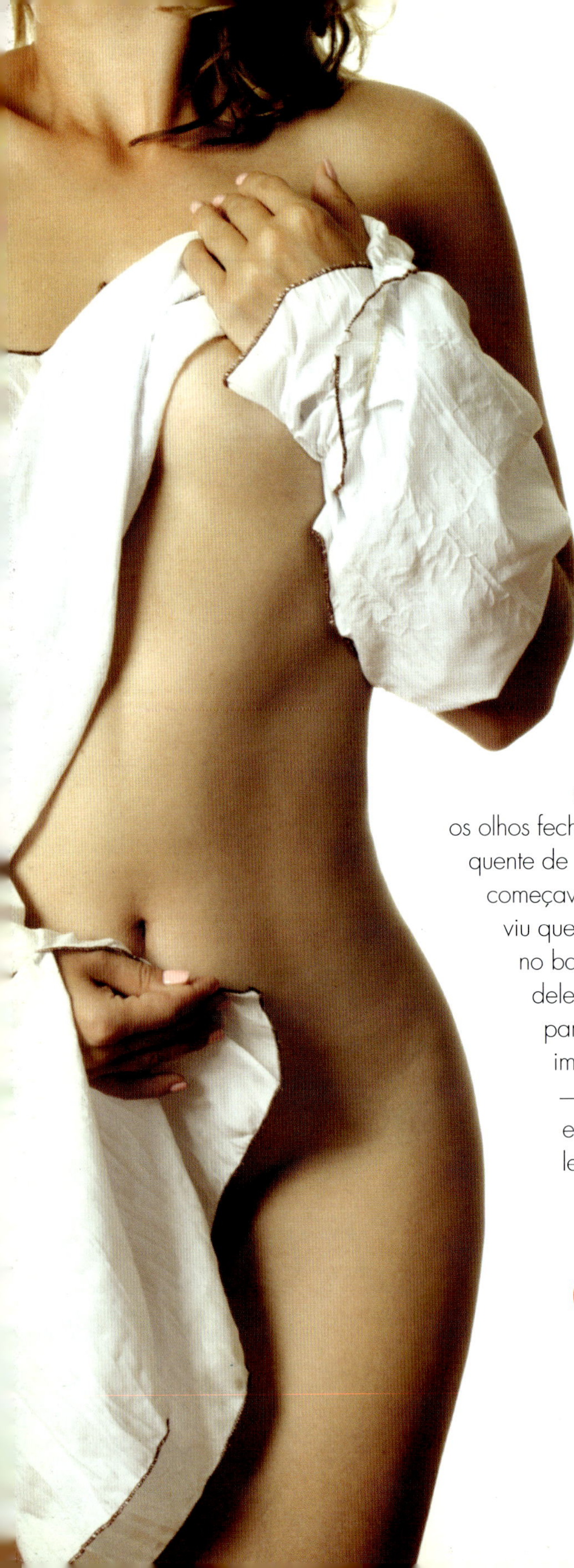

12

uma ducha quente

AO VOLTAR do trabalho, já tarde e muito cansado, decidiu tomar um banho antes de se deitar. Sua mulher já devia estar dormindo; então, ele não entrou no quarto. Despiu-se e entrou no chuveiro. Após alguns minutos na hidromassagem, estava muito mais relaxado, deixando a água correr com os olhos fechados. De repente, ele sentiu o toque quente de lábios conhecidos em seu pênis, que começava a endurecer. Ele olhou para baixo e viu que sua mulher havia entrado discretamente no banho e que estava ajoelhada diante dele, lambendo o seu pênis de cima para baixo e proporcionando-lhe um imenso prazer.

— Eu estava me masturbando pensando em você – disse ela, enquanto se levantava.

“E, TOTALMENTE fora de si, a apoiou contra a parede, penetrando-a em pé embaixo da água quente.”

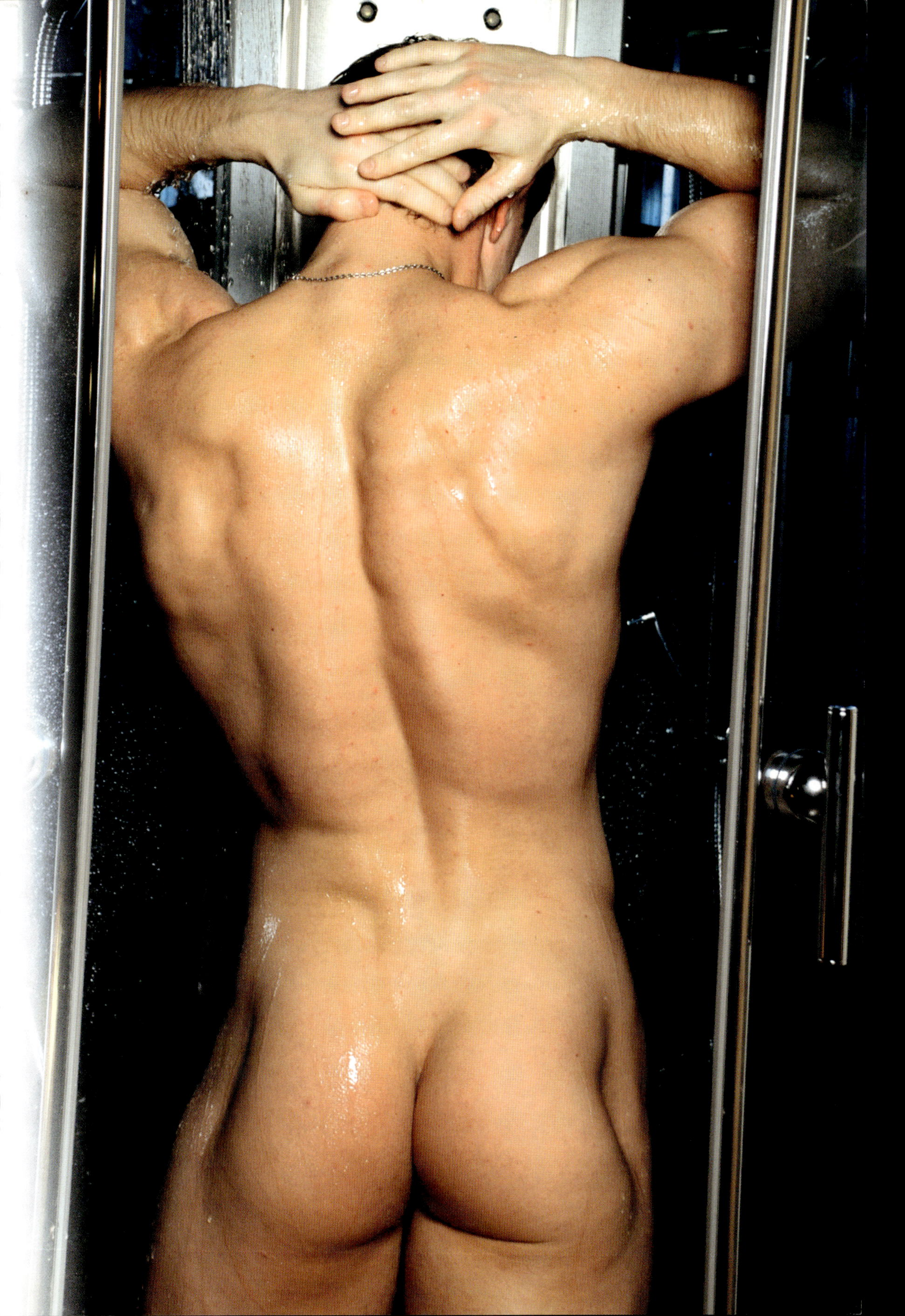

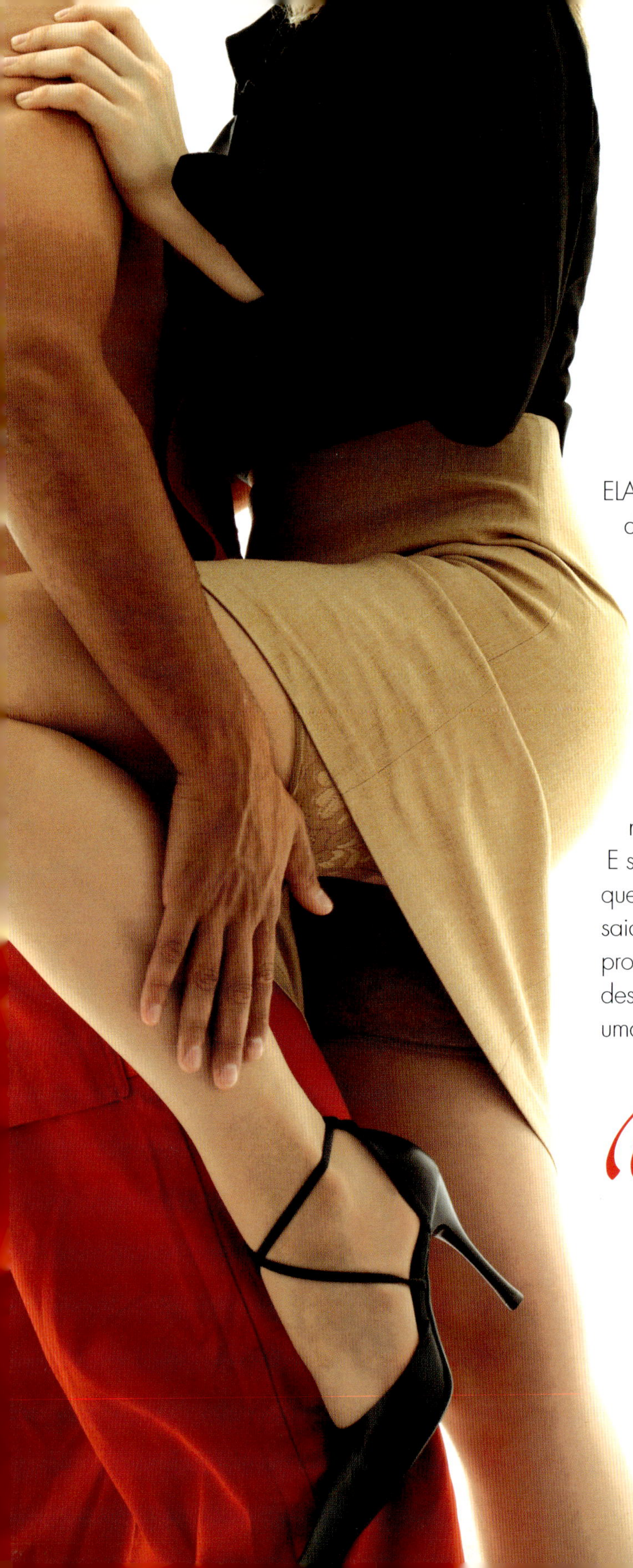

13

a visita do encanador

ELA NÃO TINHA nenhum problema de encanamento na pia, mas o encanador era tão atraente que decidiu seduzi-lo. Então, quando ele se inclinou para olhar embaixo da pia e lhe disse que não havia nenhum problema, ela respondeu: — Talvez a pia não tenha nenhuma necessidade, mas eu tenho. E se aproximou dele para mostrar que não estava usando nada sob a saia. O jovem parecia estar sempre pronto para o sexo, porque, diante dessa cena, teve imediatamente uma visível ereção.

“ELE LIBEROU o pênis e ela começou a lambê-lo para deixá-lo ainda mais duro. Quando sentiu que ele não aguentava mais, ela se virou e ofereceu suas nádegas apertadas para consumar o ato com uma penetração anal.”

14 a jacuzzi do hotel

"OBSERVOU como ela se masturbava na água, acariciando o clitóris diante dele, sem qualquer pudor, e convidando-o a participar do seu excitante jogo particular."

A VIAGEM a trabalho estava sendo realmente estressante para ele. Então, decidiu relaxar um pouco na jacuzzi do hotel. Estava sozinho na água, ouvindo música ambiente, quando começou a cochilar. De repente, notou que a água ficou mais agitada com a entrada de alguém na jacuzzi. Ele abriu os olhos e viu uma bela mulher, que havia conhecido um dia antes na reunião de acionistas. Embora, agora, ela não parecesse a mesma, com os cabelos soltos, nua e com um sorriso travesso. "Por que não?", pensou ele, se ambos precisavam se livrar daquele estresse...

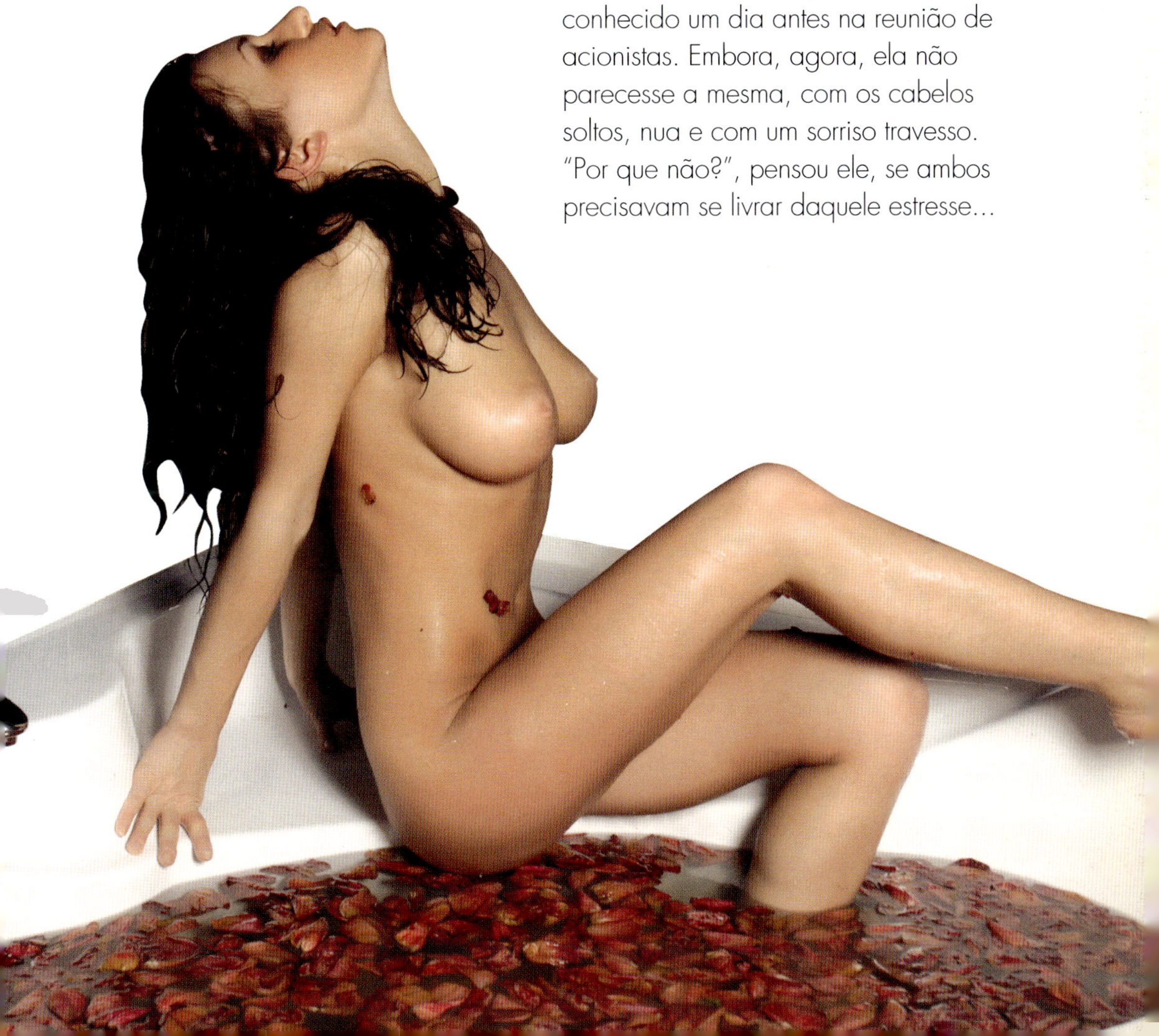

15 a carona

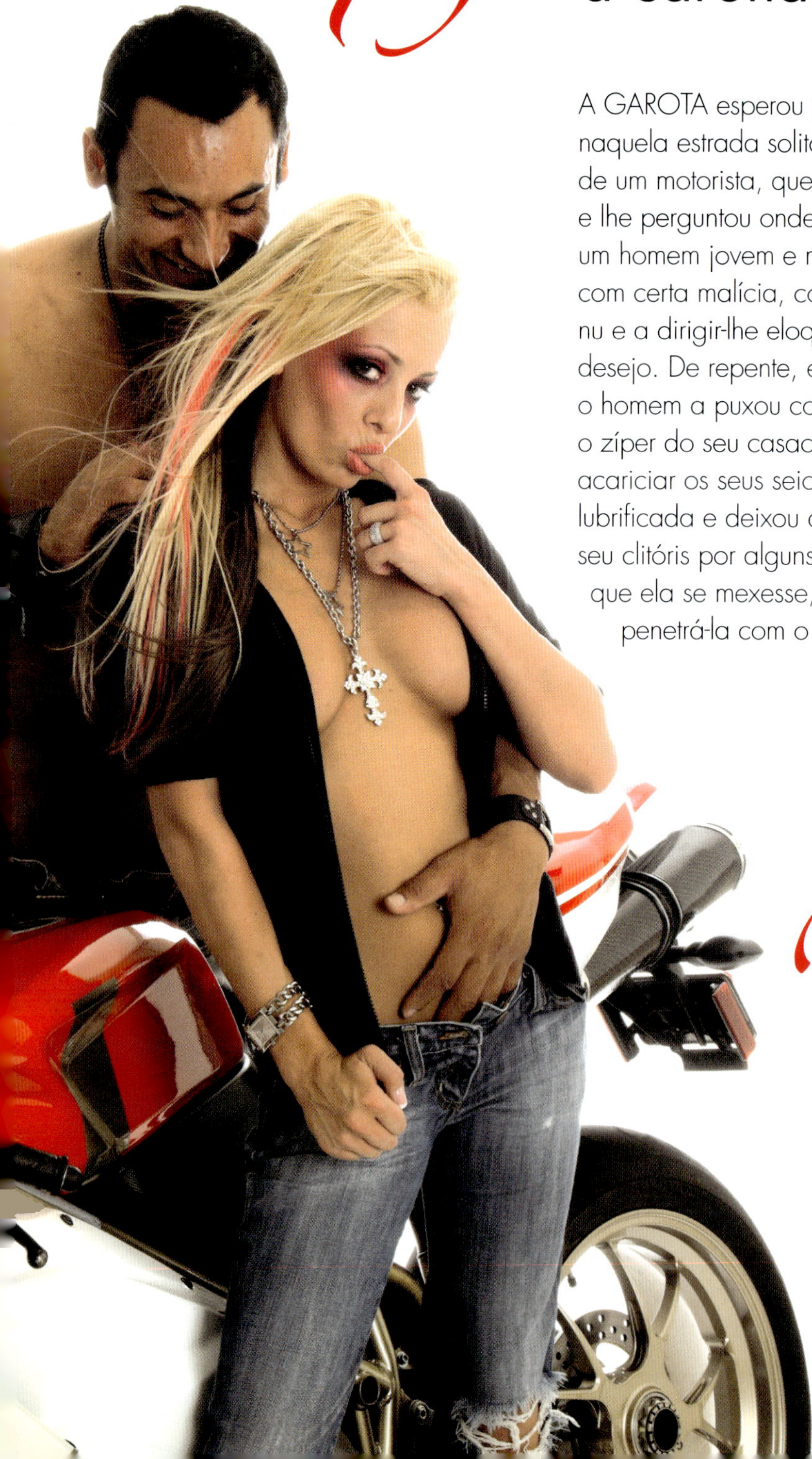

A GAROTA esperou pacientemente naquela estrada solitária pela passagem de um motorista, que parou ao seu lado e lhe perguntou onde ia. O motorista era um homem jovem e muito musculoso. Ela, com certa malícia, começou a imaginá-lo nu e a dirigir-lhe eloquentes olhares de desejo. De repente, eles se abraçaram e o homem a puxou com força, abaixando o zíper do seu casaco para admirar e acariciar os seus seios. Logo ela se sentiu lubrificada e deixou que ele acariciase o seu clitóris por alguns instantes. Sem deixar que ela se mexesse, ele a dominou para penetrá-la com o pênis.

> "SENTIR-SE DOMINADA por aquele motorista desconhecido a deixava muito excitada e acendia sua paixão."

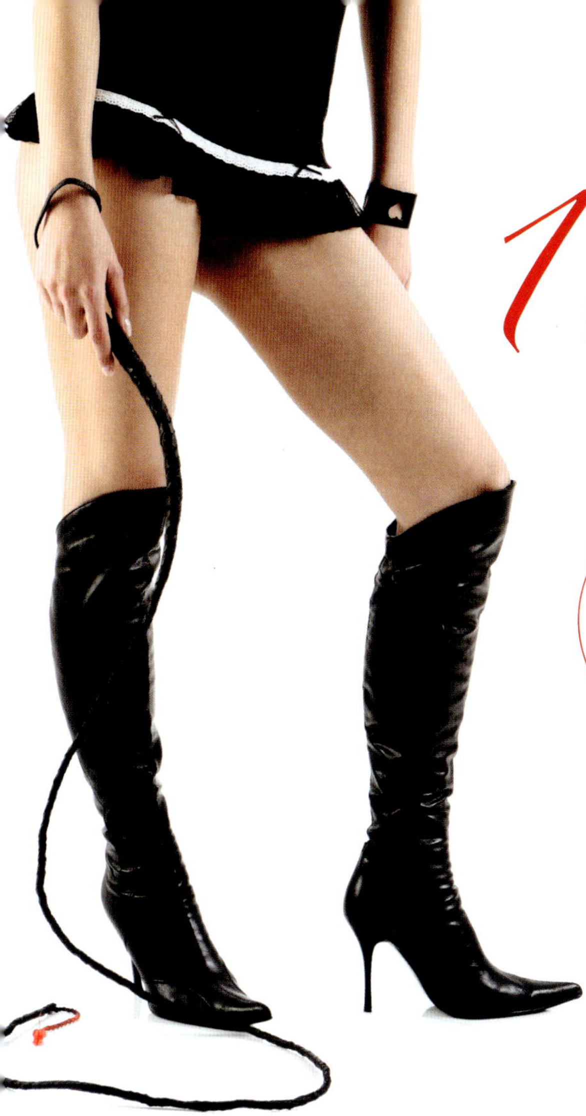

16 o quarto escuro

> "TEVE A grata surpresa da cumplicidade e da redescoberta de uma mulher apaixonada, muito diferente do que pensava."

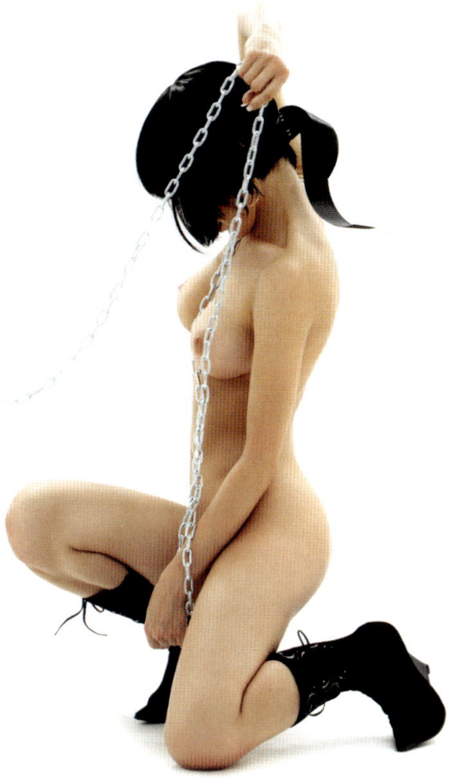

ESTAVA CONVENCIDO de que suas fantasias eram uma depravação, portanto, mantivera-as em segredo por muitos anos. Mas, após uma forte crise no casamento, o terapeuta aconselhou-os a serem o mais sinceros possível um com o outro, e ele decidiu contar à esposa as fantasias sexuais que o enchiam de desejo. Como ele gostava de jogos de dominação, ela daria isso a ele. Então, ela o trancou nu, no escuro, no quarto usado como despensa, e ia vê-lo a cada cinco minutos, para humilhá-lo, com seus longos saltos e seu chicote de couro, exigindo, além de tudo, que desse a ela os maiores prazeres já imaginados.

17 o lava-rápido

O SERVIÇO de lavagem de carros era o melhor da cidade. Primeiro, a garota o limpava à mão, esfregando o vidro com uma esponja e enxaguando-o com a mangueira; depois, ela conduzia o carro pelo túnel. O musculoso caminhoneiro não parava de olhar para ela, admirado com a sua beleza. Ela aproveitou para excitá-lo, tirando a camiseta. Ele, por sua vez, mostrou os fortes peitorais, tirando as alças do macacão. Então, quando ele colocou o caminhão no túnel e os dois perceberam a oportunidade, começaram a se tocar febrilmente, enquanto os rolos de lavagem lentamente esfregavam a parte externa do veículo. Eles se sentiam tão molhados quanto se estivessem lá fora.

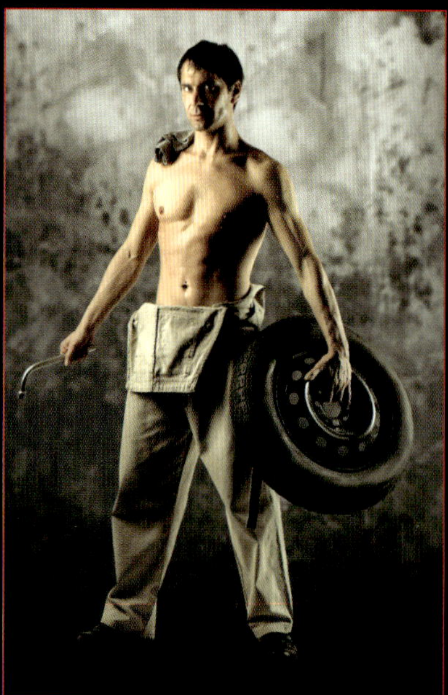

> “SEUS GEMIDOS foram sufocados pelo barulho do motor e da água que escorria pelos vidros.”

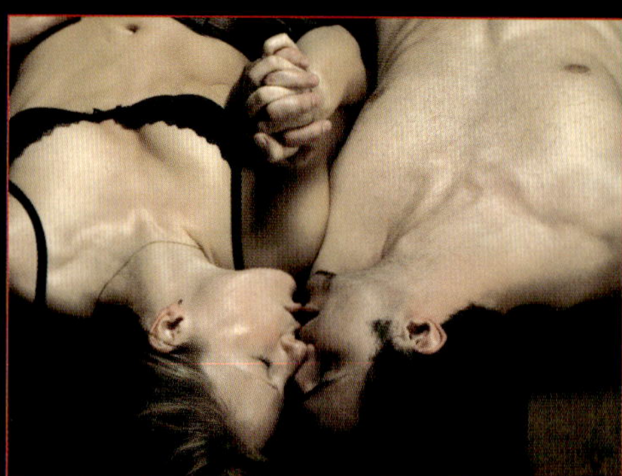

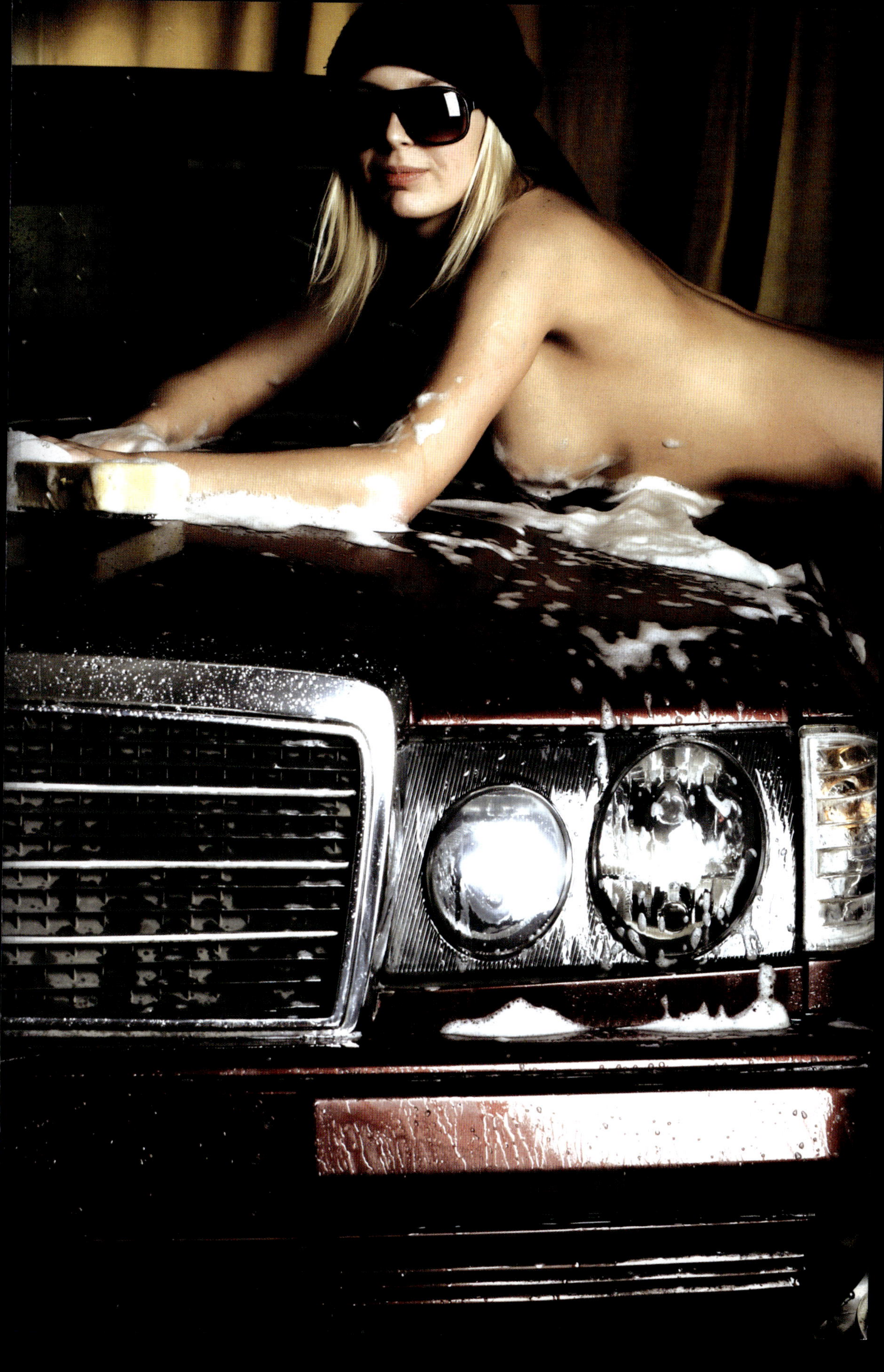

18 visitando ruínas históricas

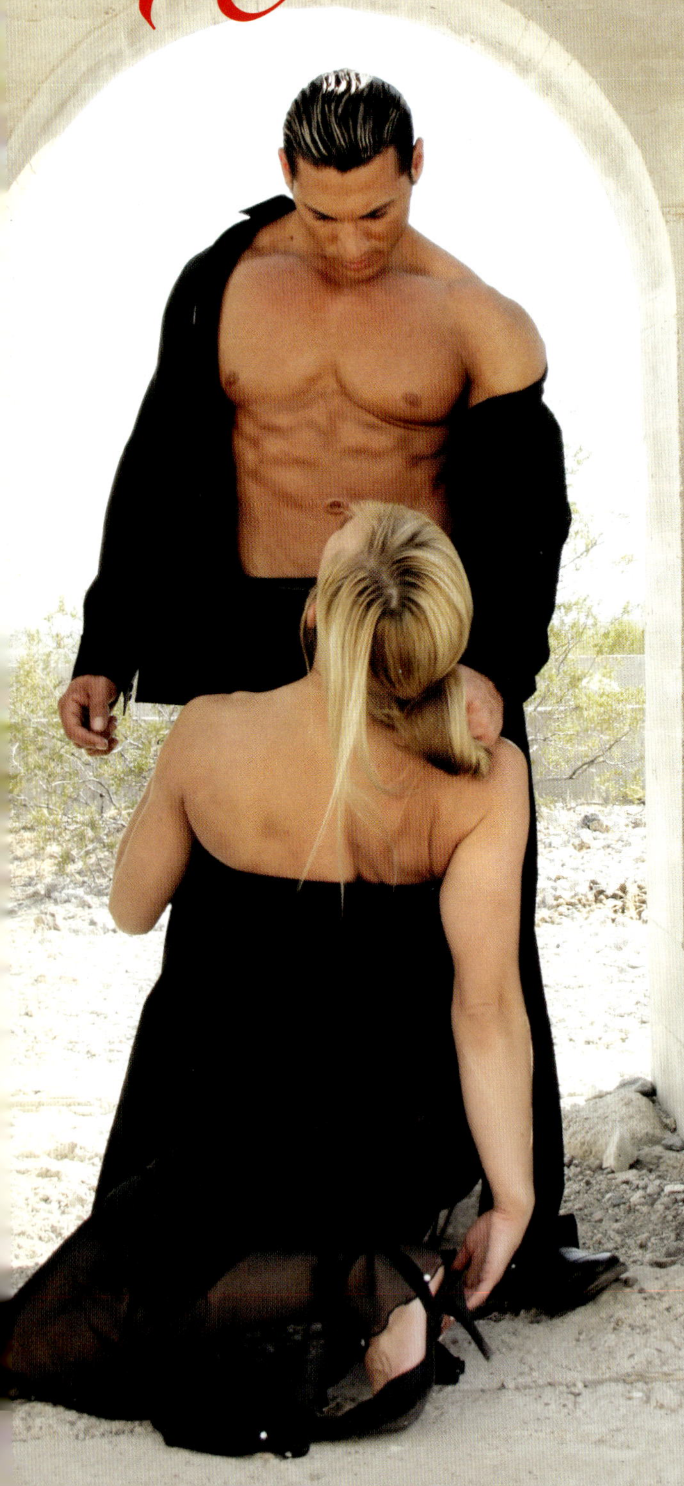

ELA ACHOU que tivesse se casado com um homem tímido e inseguro. O namoro foi convencional e, embora ele parecesse ser uma excelente pessoa, ela temia que, com o tempo, viesse o tédio. No entanto, aquela viagem ao Egito desfez todas as suas dúvidas. Desde o início, ele tinha sido passional, tanto no quarto do hotel quanto no cruzeiro pelo Nilo; mas, no dia em que visitaram Abu Simbel, ele quebrou totalmente as normas do jeito mais prazeroso. O dia estava muito quente e o guia dava suas explicações de uma forma monótona e tediosa, enquanto o grupo o seguia. O casal foi ficando para trás, até que, de repente, ele a puxou para o lado, levando-a para uma área isolada e, sem uma palavra, ela se ajoelhou diante do seu membro ereto.

> “EM POUCOS minutos, na sua língua o levou ao maior furor sexual, enquanto ainda ouviam as palavras do guia à distância, como se tudo fosse um sonho.”

19

às escondidas

OBVIAMENTE, O MARIDO não podia perceber. Por isso, eles sempre se encontravam em lugares inesperados para fazer sexo: no cinema; nos banheiros do *shopping*; no carro dela... Mas, naquele dia, o marido estaria viajando e o quarto ficaria livre para eles. Então, ficaram completamente nus, o que nunca podiam fazer, e extasiaram-se vendo o corpo um do outro, beijando-se e chupando-se. Ele se deitou de barriga para cima e ela se inclinou para acariciar-lhe o pênis com a boca. Naquele momento, ela percebeu que não estavam sozinhos: no reflexo do espelho, viu que seu marido os observava em silêncio.

> "EXCITADO COM o que via, aproximou-se por trás e a penetrou, enquanto olhava como ela lambia o membro do amante."

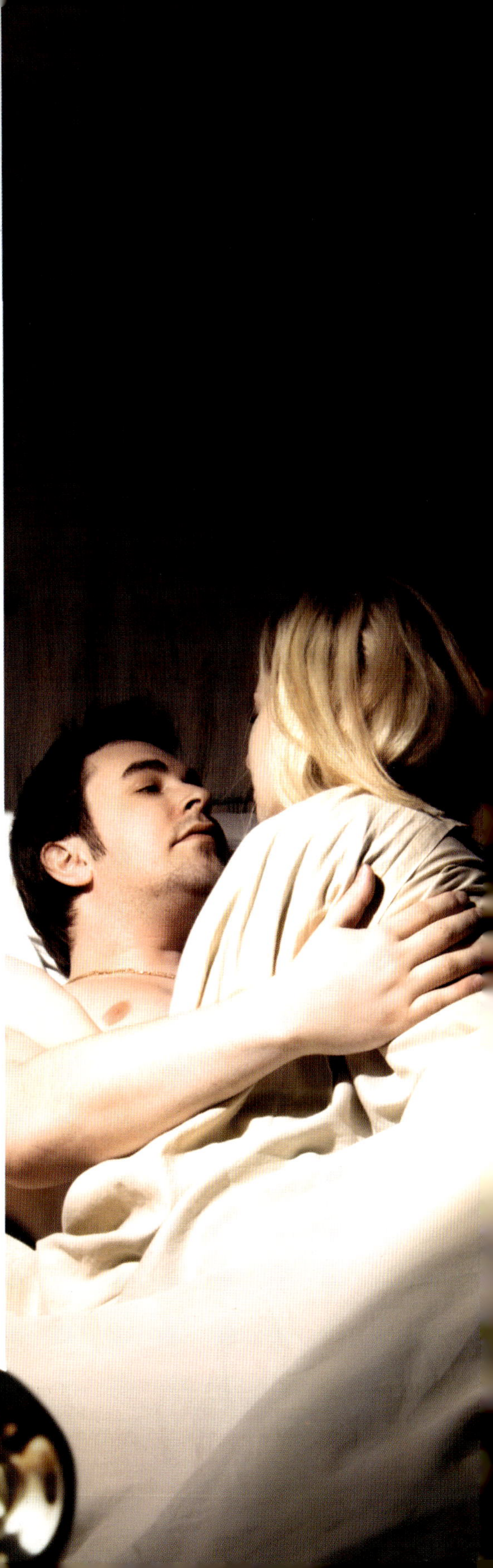

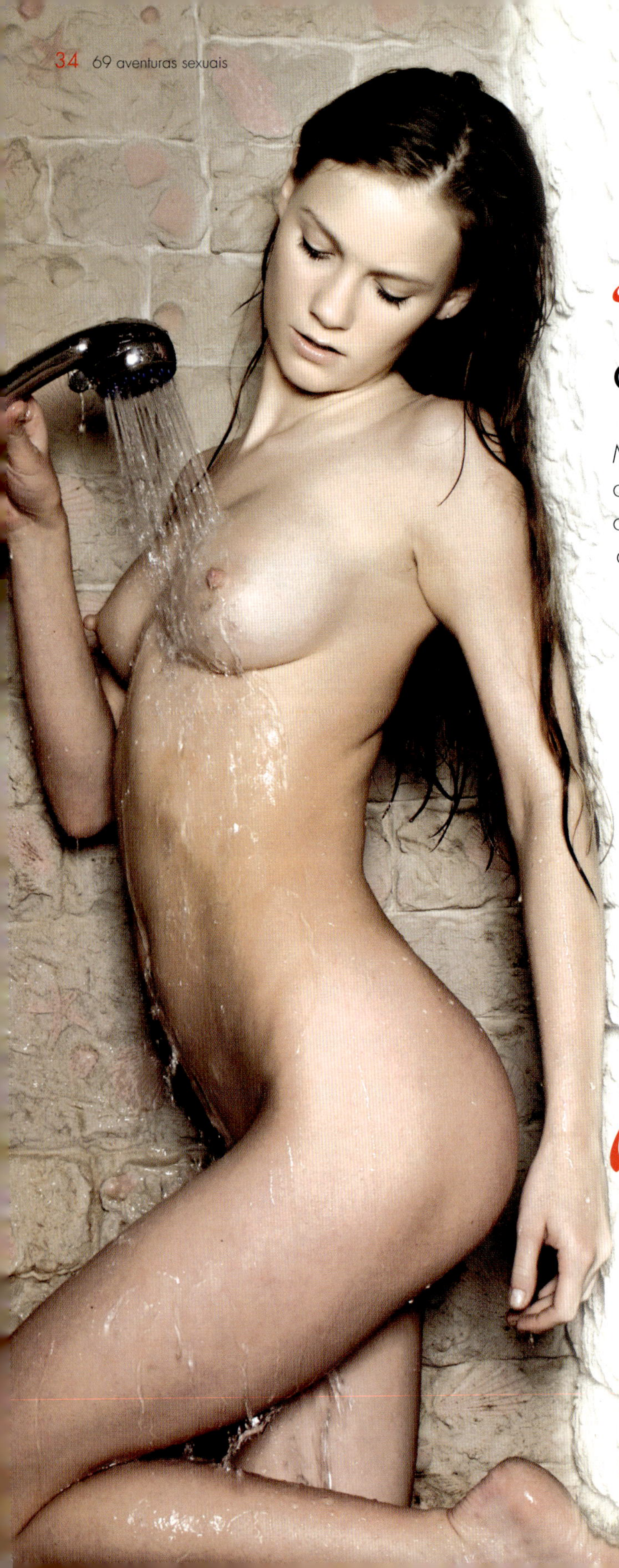

20

a visita inesperada

MORAVA SOZINHA e, quando tinha alguma urgência sexual, consolava-se com a masturbação no chuveiro, direcionando o jato de água para o clitóris até chegar ao orgasmo. Era uma prática diária, todas as noites, para relaxar antes de dormir. Fazia isso quando a campainha tocou insistentemente e, irritada, ela teve que ir abrir. Era um colega do escritório que, tímido, tinha vindo pedir alguns documentos urgentes. Mas ela não prestou atenção no pedido. Só pensou que o rapaz era atraente e que ela estava muito excitada depois de ser interrompida na ducha. Por isso, o convidou para entrar.

> “SENSUALMENTE, INDICOU a ele o caminho, enquanto deixava o roupão cair para mostrar o corpo. E sentou-se na mesa, onde, com as pernas abertas, lhe ofereceu o sexo ardente.”

21

o superdotado

TODAS AS MULHERES que tinham um encontro sexual com ele fugiam apavoradas quando viam o tamanho do seu pênis, muito mais comprido e grosso que o normal. No entanto, a mulher que insistentemente olhava para ele no bar parecia diferente. Estava sozinha, tomando um drinque, vestida sedutoramente e já era uma mulher madura, experiente, não parecia capaz de se assustar com isso. Assim, ele decidiu se aproximar. Ela não fez rodeios. Muito pelo contrário, desde o início, deixou claras as suas intenções e, em poucos minutos, o levou para um quarto de motel ali perto. Ele nem teve tempo de explicar as suas preocupações, pois, assim que entraram, ela abaixou a sua calça e pegou o seu membro, observando-o surpresa e impressionada com o seu tamanho.

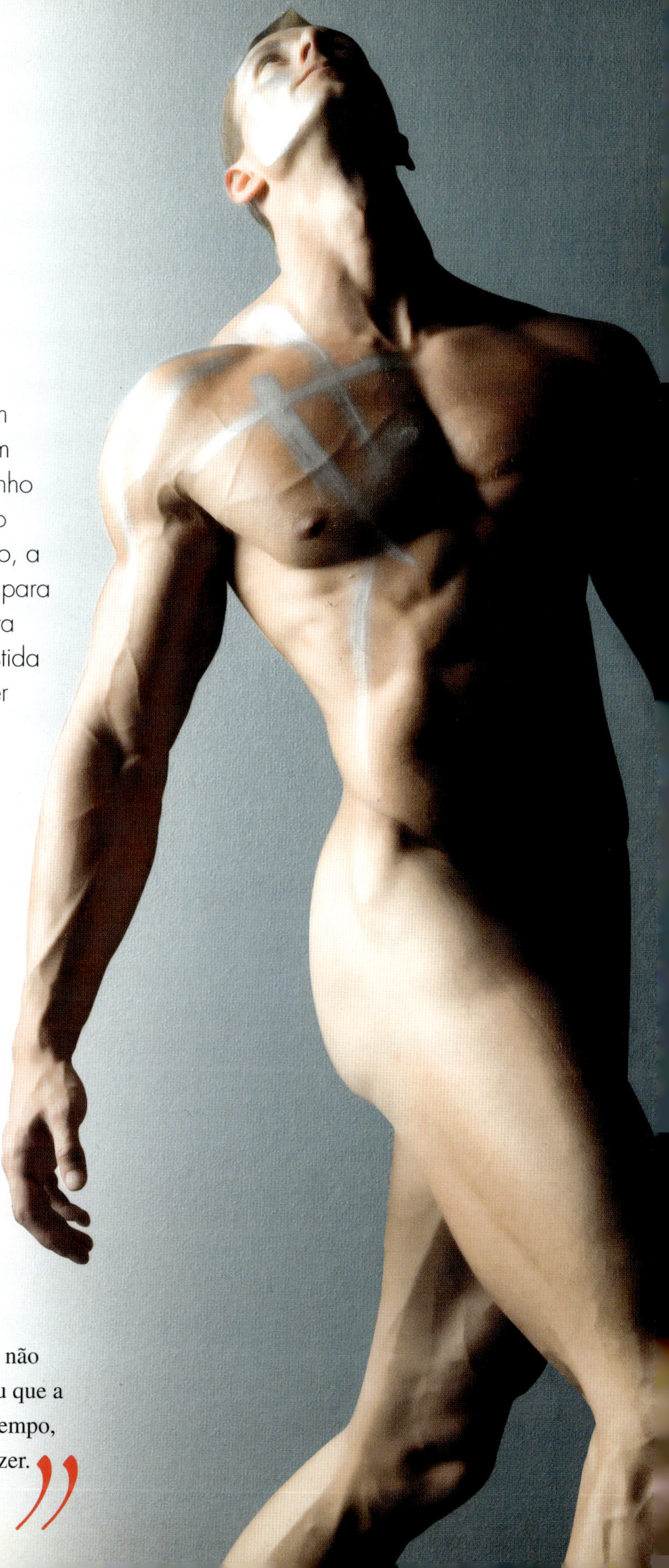

"COMEÇOU A lambê-lo, embora não coubesse na boca, e logo suplicou que a penetrasse, sentindo, ao mesmo tempo, uma grande dor e um imenso prazer."

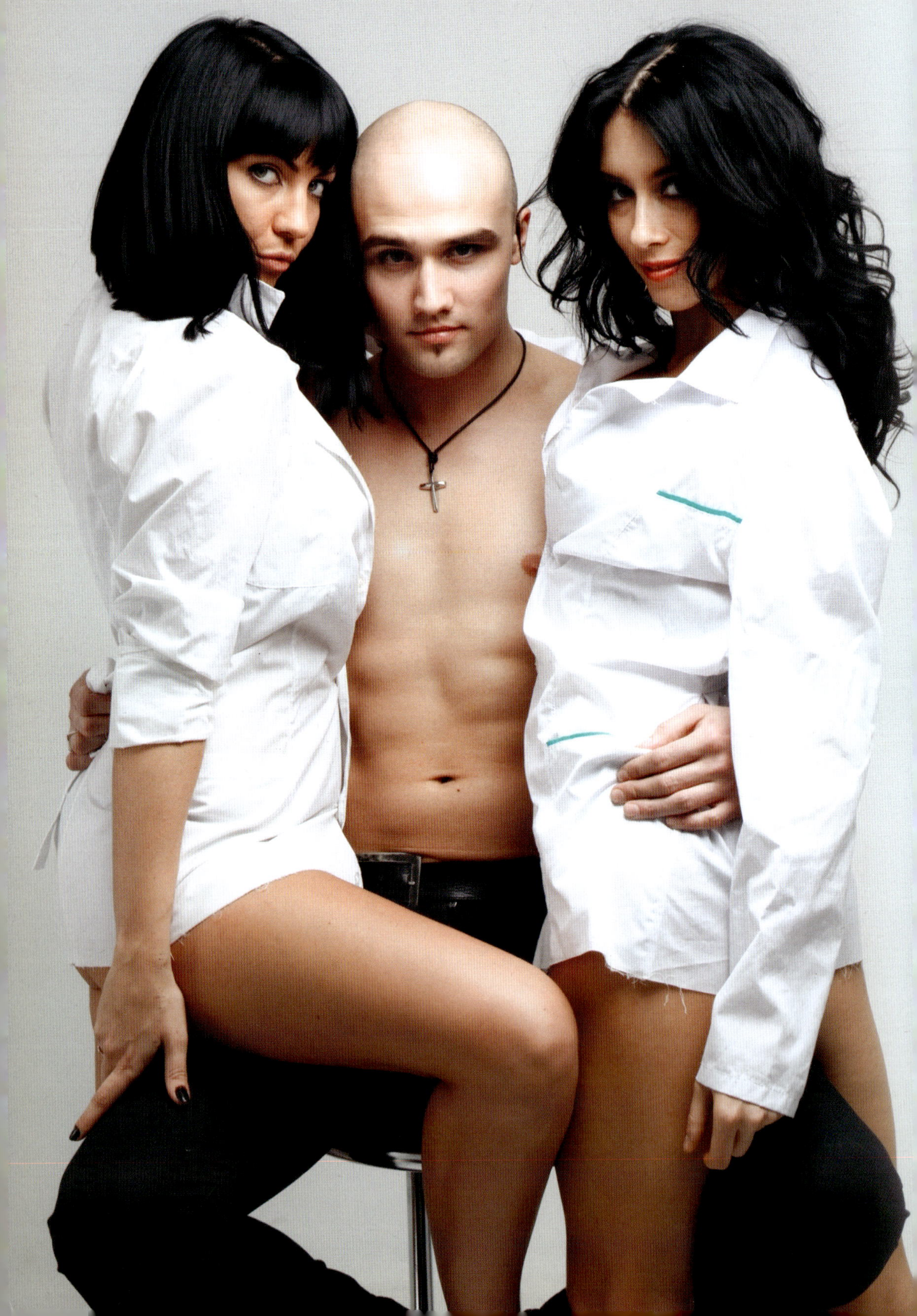

22 a adega

VISITAR A ADEGA foi proposta irrecusável para o *sommelier*, embora não tivesse muita vontade de fazer a viagem. Quando chegou, as proprietárias o esperavam. Eram duas irmãs realmente muito bonitas, que rapidamente o levaram à adega para começar a explicação de como o vinho era envelhecido e engarrafado. O ar rarefeito do ambiente pode ter infuenciado, mas quando as irmãs começaram a tocá-lo, esfregando-se nele dissimuladamente e depois apalpando o seu sexo já excitado, ele não conseguiu resistir. Entre os barris, as duas tiraram as roupas e se revezaram lambendo o seu pênis, enquanto a outra sensualmente observava a cena e se masturbava.

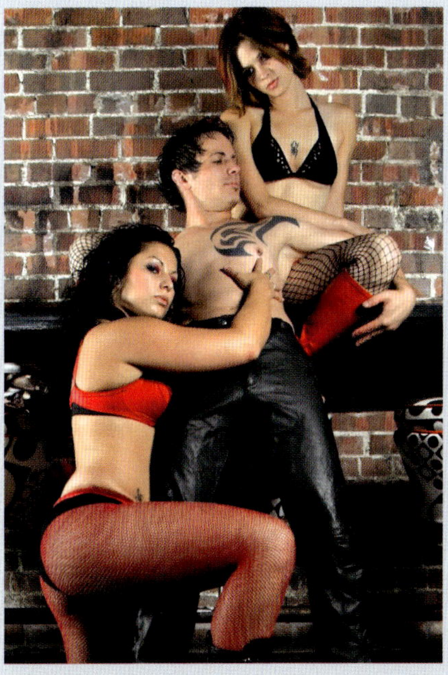

"OS TRÊS se divertiram, deixando livre a sua ardente imaginação."

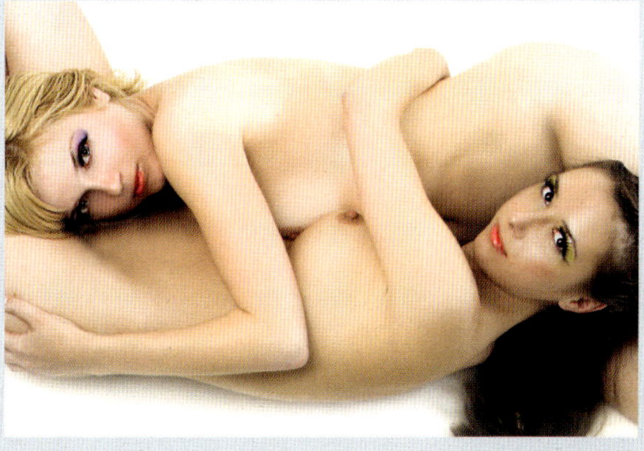

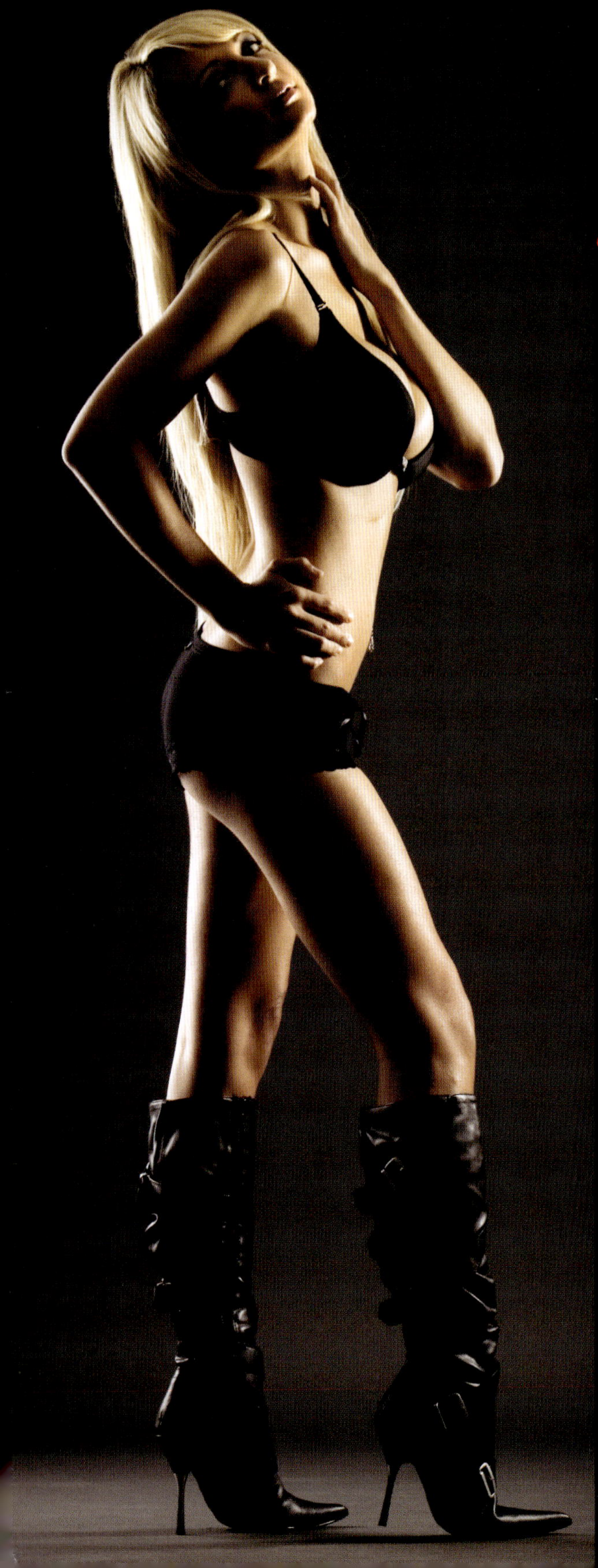

23

o cliente tem sempre razão

ELE SEMPRE se sentia atraído pela vendedora da loja de *lingerie*. Por isso, aproveitou a temporada de verão, quando os proprietários a deixavam sozinha no comando da loja, e entrou, com o pretexto de comprar um presente sensual para a namorada. Ela mostrou vários modelos mais ousados e, de repente, disse:

— Se você quiser, posso provar para você ver como fica — e ele não se opôs.

A vendedora saiu do provador com um conjunto preto muito sensual, que levantava ainda mais os seus voluptuosos seios e mostrava parte de suas nádegas. Ele, sem pensar, se deixou levar pela paixão do momento, arrastando-a de volta ao provador, onde arrancou suas calças e, segurando-a contra a parede, a penetrou várias vezes, mesmo sem fechar a porta pela qual podiam entrar outros clientes.

> "— **SINTA O TECIDO** – sugeriu ela.
> — Você verá que é de boa qualidade."

24

o jantar da empresa

O JANTAR de Natal da empresa sempre tinha sido muito chato até aquele ano. Quando ela chegou, o novo administrador "a comeu com os olhos", fixados especialmente no seu provocante decote. Durante a entrada, resolveu agir e, como estava sentado ao lado dela, começou a tocar as suas coxas por baixo da mesa, e foi subindo até encontrar o sexo úmido. Nessa hora, ela se levantou, dizendo que ia ao banheiro e, um minuto depois, o administrador a seguiu. Ela já o estava esperando com o vestido no chão e, sem nem sequer uma palavra ou beijo, encaixaram-se em uma súbita penetração.

> "ENTÃO VOLTARAM para a mesa como se nada tivesse acontecido, planejando um novo encontro naquela noite."

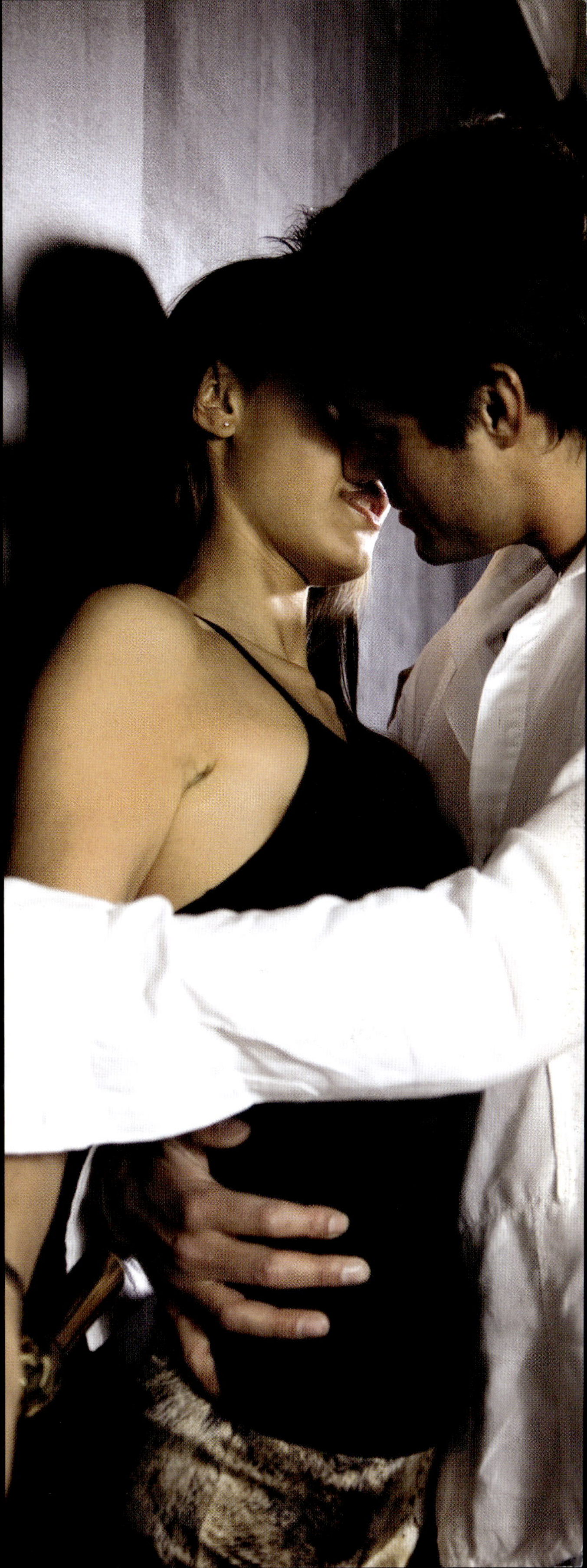

25 êxtase no sofá

QUANDO ELA chegou ao consultório do dentista, havia apenas um paciente na sala de espera. Era um homem muito atraente que olhou para ela de um jeito bastante incomum. — O médico vai demorar um pouco. — disse a enfermeira, fechando a porta. Eles estavam sozinhos, sem trocar uma palavra, quando, de repente, ele veio e começou a tocar os seus seios. Ela ficou surpresa, mas não se assustou, nem o rejeitou, e sim desabotoou um pouco a blusa para facilitar o que ele fazia, deliciando-se com o jeito como ele chupava os seus mamilos.

A possibilidade de serem descobertos a qualquer momento excitava-os ainda mais e, em poucos minutos, estavam enlaçados e fazendo sexo no sofá da sala de espera desesperadamente, cravando as unhas no estofado.

"SE A enfermeira tivesse entrado naquele momento, teria se deparado com uma leoa, rugindo de prazer em trajes íntimos."

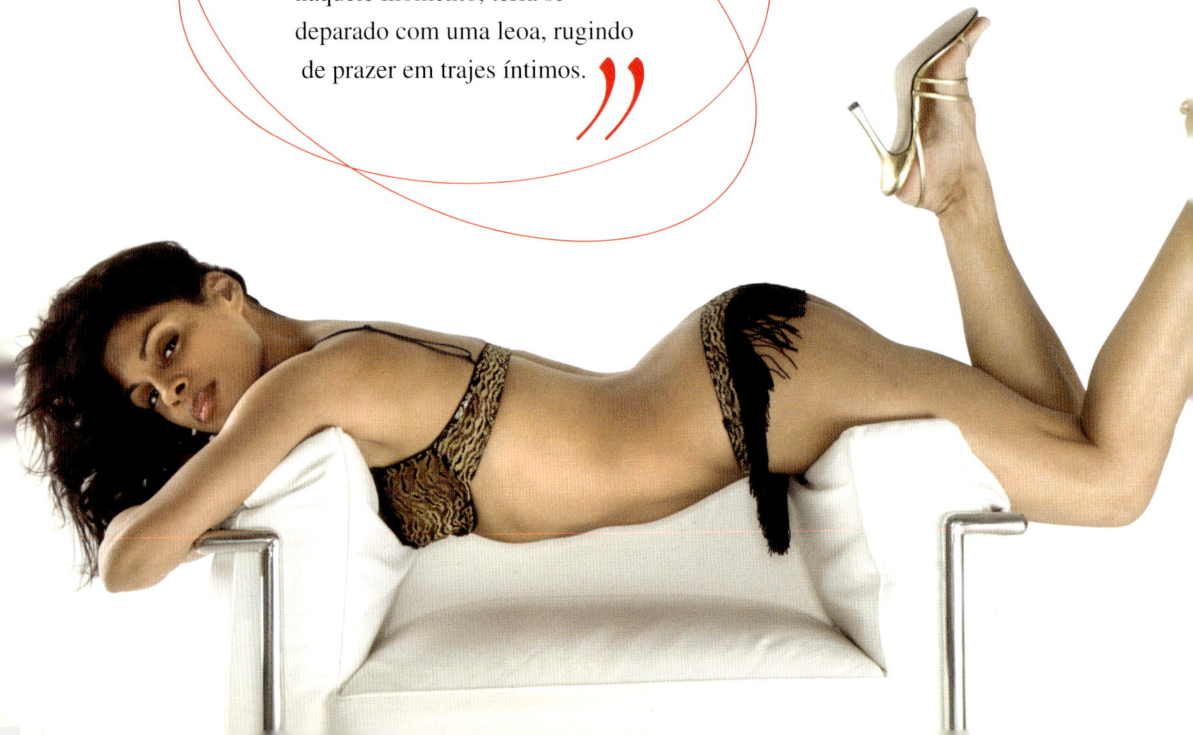

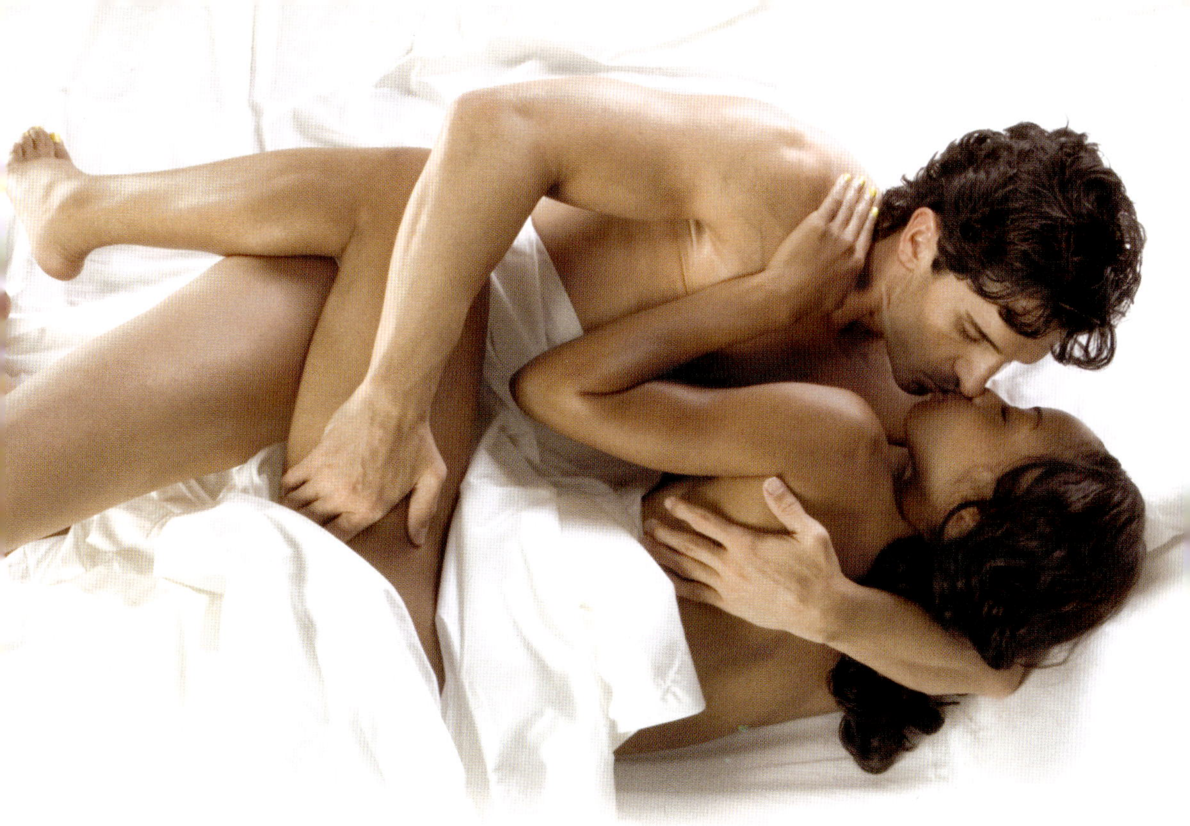

26 o camarote

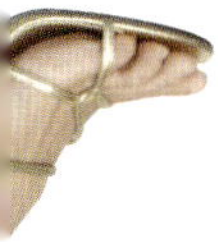

> ELE ENTROU em sua passagem secreta assim que o barco começou a se mover.

É RARO uma mulher viajar sozinha em um cruzeiro, mas pelas circunstâncias da vida, ela o fez. O camareiro informou qual era a sua cabine e, com muita dificuldade, ela arrastou sua bagagem até lá. De repente, um senhor desconhecido se ofereceu para ajudá-la. Uma vez lá dentro, largou a bagagem e ela não sabia como agradecer o favor. Mas ele sim. Murmurando que era uma pena uma mulher tão linda viajar sozinha, se aproximou e acariciou delicadamente o rosto dela. Quando viu que ela não recuava, atreveu-se a beijar os seus lábios e como ela não se afastou um centímetro, lentamente desceu as mãos, acariciando os seus seios, quadris e nádegas. Ele a arrastou até a cama e, depois de deitá-la, tocou as suas coxas sob a saia.

27 a conferência

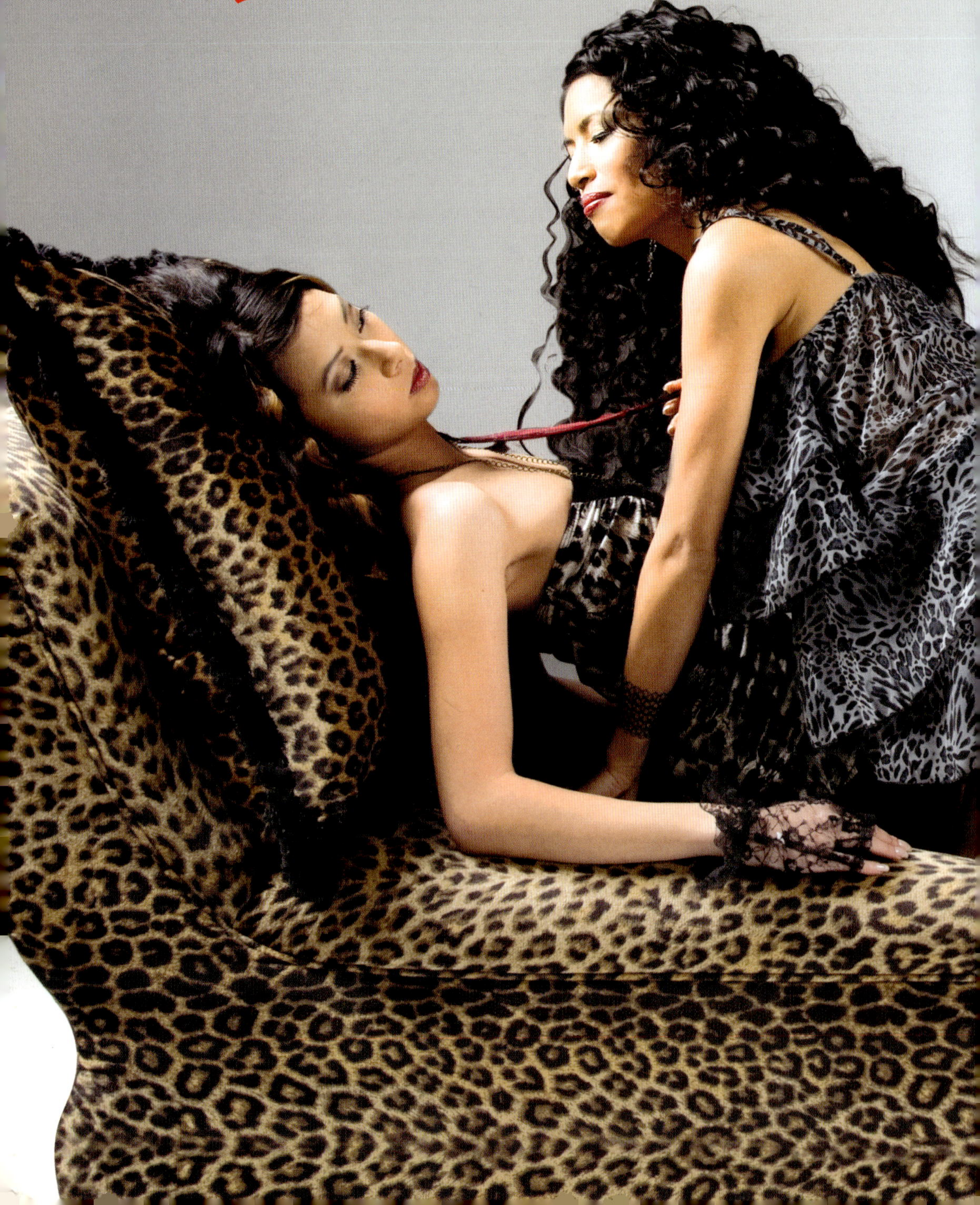

ELA TINHA ido àquela conferência sobre sexo por curiosidade. A sua vida sexual estava longe de ser diversificada e ousada, então pensou que, se ela se aprofundasse sobre o assunto, poderia aprender algo novo para colocar tempero e apimentar as suas relações esporádicas. Ela se sentou no fundo da sala, um pouco inibida diante da abortagem do assunto.

No meio da conferência, sentiu um pé descalço roçando a sua perna e virou-se, assustada, surpresa ao descobrir que quem se insinuava para ela era outra mulher, sentada ao seu lado. Nunca teria passado pela sua imaginação fazer sexo com uma garota, mas depois das explicações da sexóloga, sentia calor, certa umidade e um formigamento particular nas suas partes mais íntimas e começava a se abrir para outras possibilidades ... então, deixou-a brincar com os pés.

"SEGUIU-A até a sala de espera, onde provou prazeres que somente as mulheres podem compartilhar."

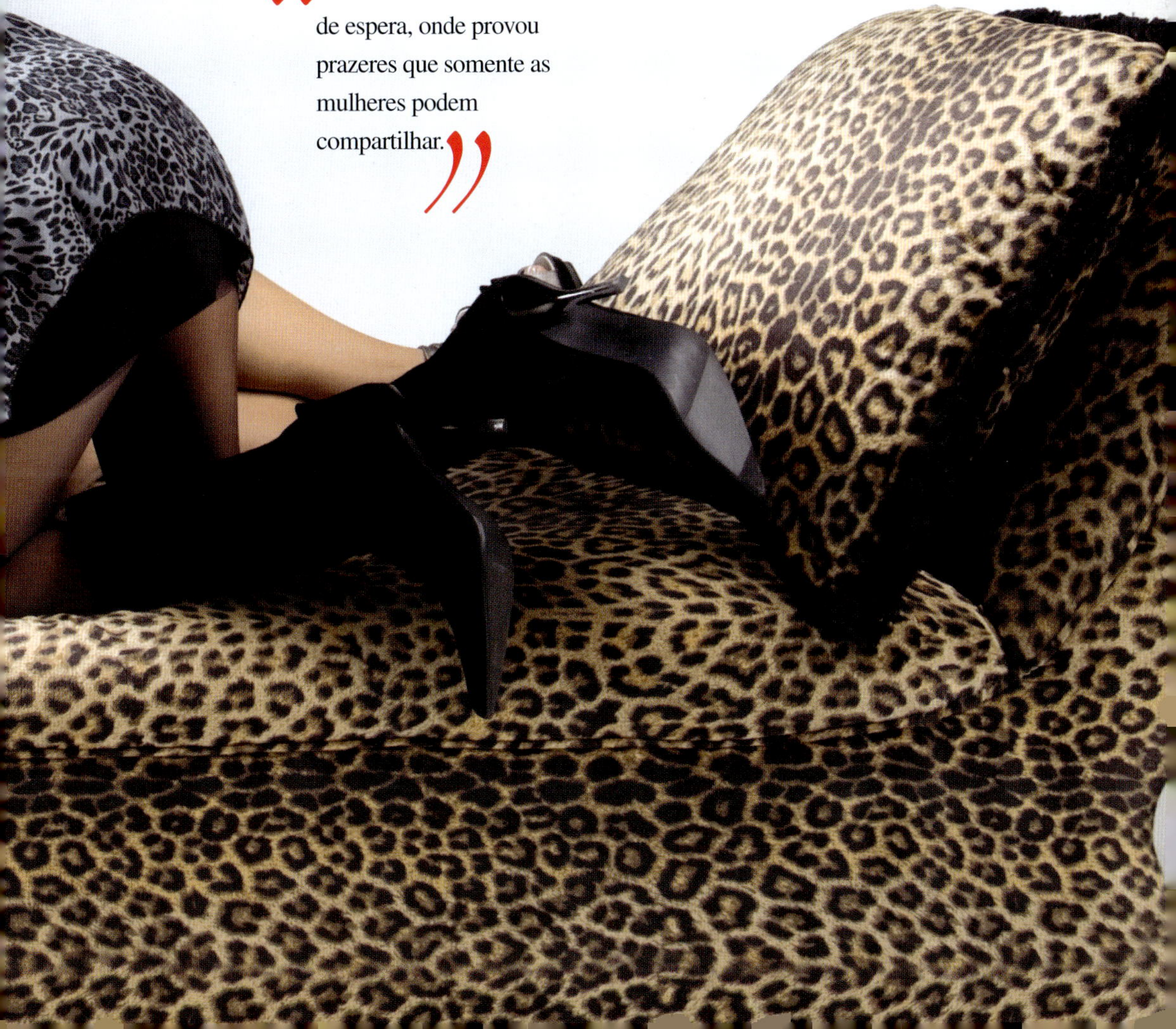

28 uma estrada deserta

OS DOIS MOTORISTAS tinham cruzado os olhares cúmplices no posto de gasolina. Por isso, quando, depois de se refrescar, ela seguiu viagem e, depois de poucos quilômetros, o viu ali parado, esperando por ela no meio da estrada deserta sob o sol escaldante, soube que seria uma aventura inesquecível. Não precisaram falar, nem saber o nome um do outro ou de onde vinham. Caíram ambos como presas de uma paixão desenfreada, que, em alguns minutos, os deixou nus, fazendo sexo selvagem em uma das paisagens mais hostis do planeta.

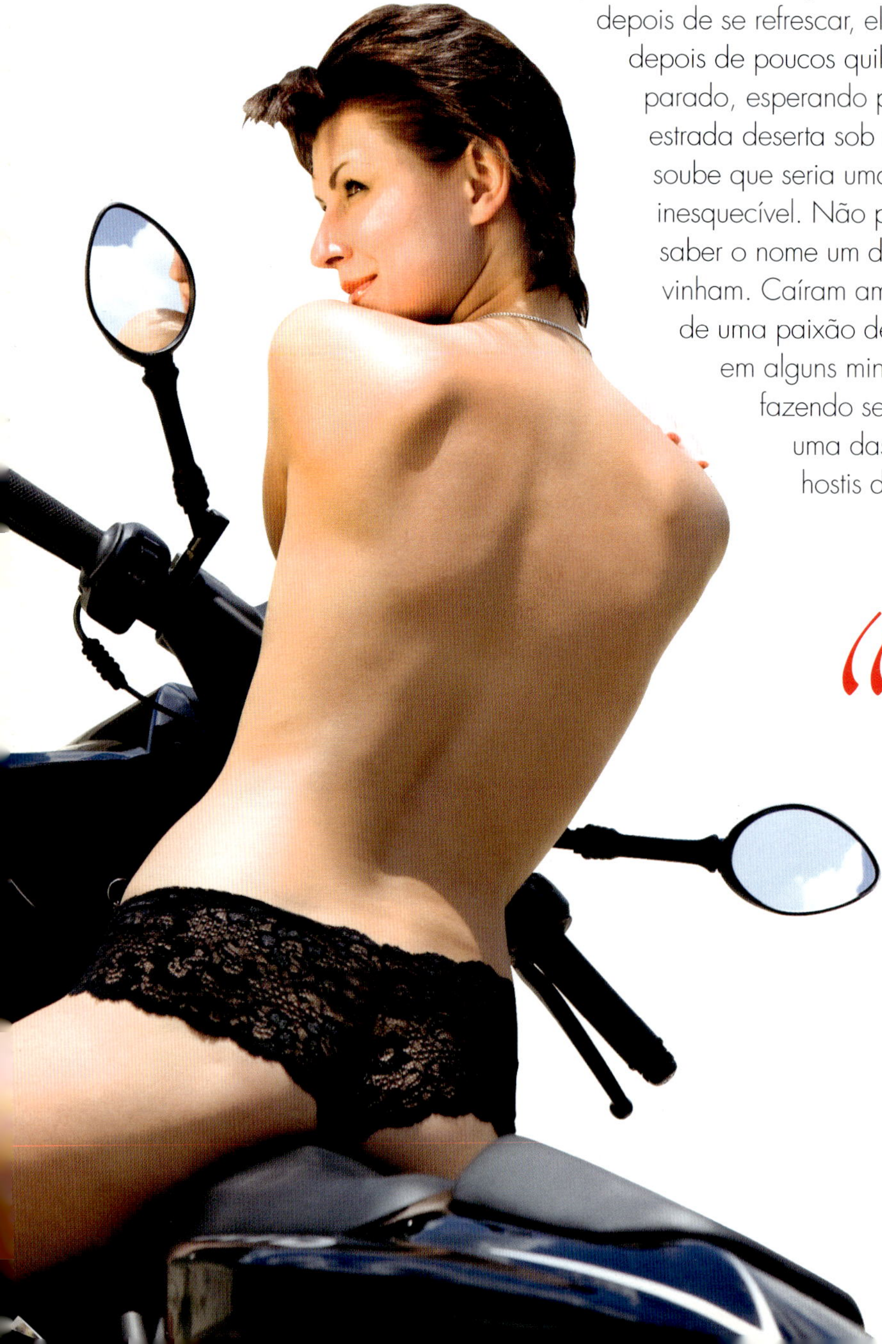

"ELE, COM a sua Harley-Davidson personalizada e a sua cara de durão, e ela, com uma *chopper* leve e brilhante e um macacão justo de couro preto, pareciam feitos um para o outro."

29

na chuva

FOI UMA primavera muito úmida. Não havia parado de chover durante mais de dez dias. Então, ela, resignada, saía todas as manhãs para passear com o cachorro no parque, protegida pelo guarda-chuva. Naquele dia, ela não tinha nem se arrumado. Vestia apenas uma camiseta e um *shorts*, porque, apesar da forte chuva, a temperatura era muito agradável. Não se ouvia nenhum ruído e, na quietude dos pingos caindo no chão, de repente, sentiu a respiração de um homem sussurrando obscenidades em seu ouvido. Deixou-se levar sorrateiramente até uma rocha, onde se recostou e deixou que ele rasgasse a camiseta e lambesse os seus seios, fazendo que a saliva se confundisse com a chuva.

> “UMA PARTE dela queria sair correndo, mas em seu íntimo decidiu ficar, excitada com o que estava ouvindo.”

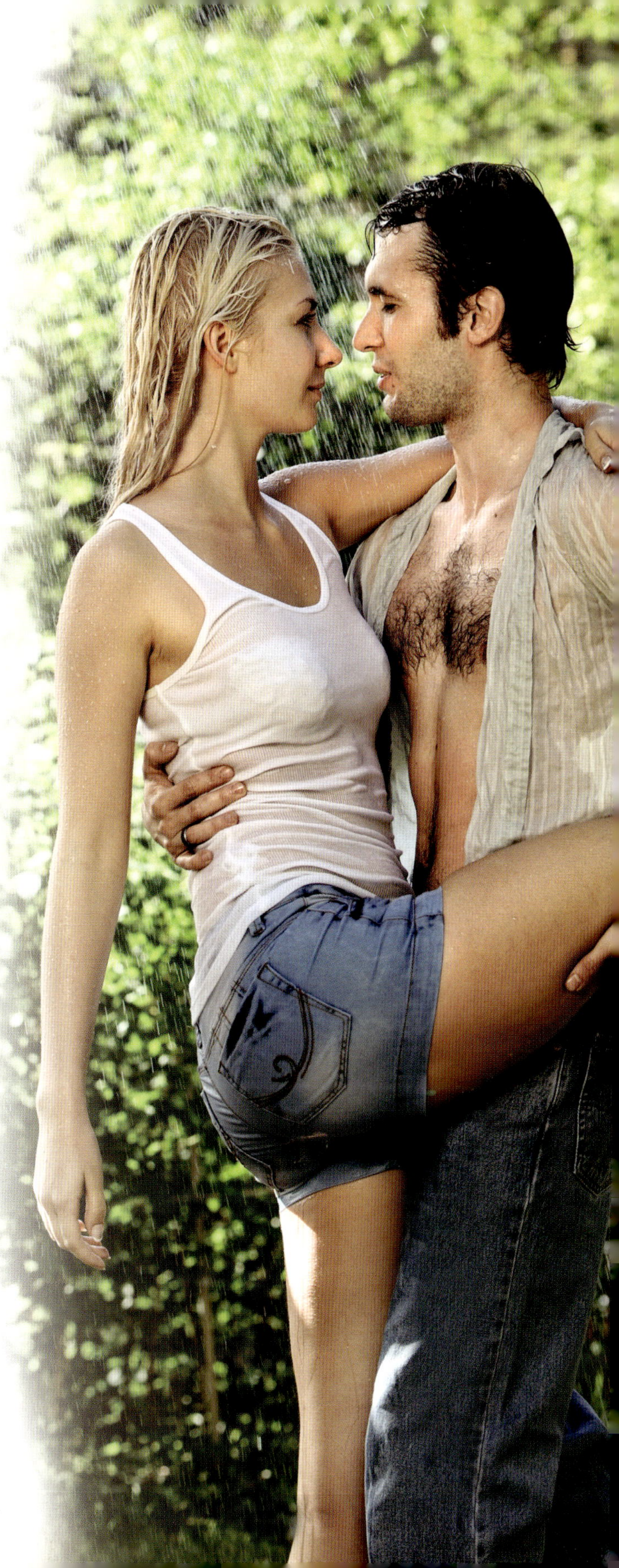

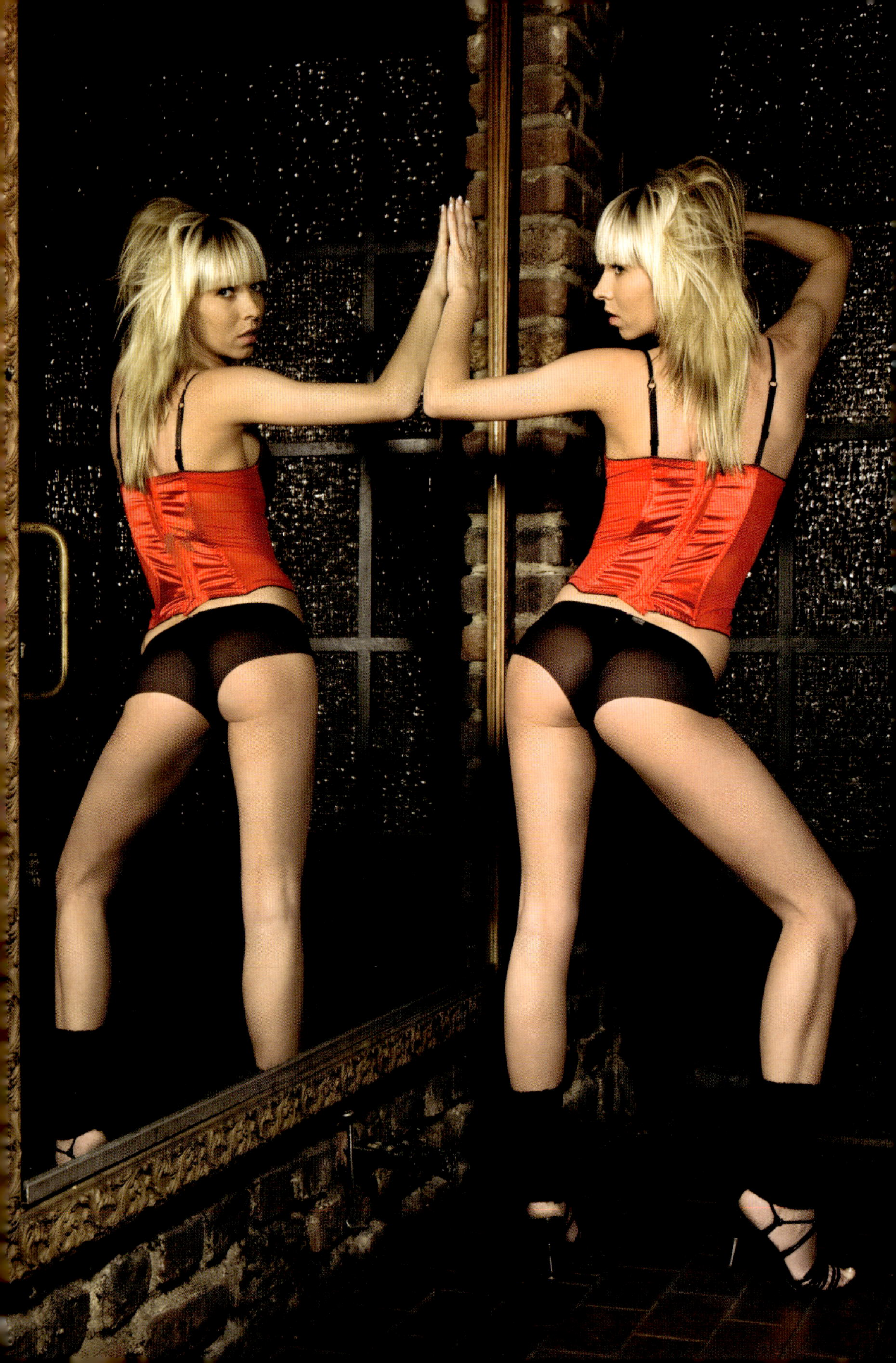

30 o desconhecido na balada

ELA GOSTAVA de dançar. Mas, mais do que isso, gostava de saber que era desejada e que provocava os homens com seus insinuantes quadris. Todo sábado, ela ia para a balada com um *top* bem justo e uma minissaia esvoaçante, que permitia adivinhar a sua minúscula roupa íntima quando dava algum pulinho. Dançando na escuridão do lugar, sentiu, de repente, alguém parar atrás dela e ficar acompanhando a sua dança sensual. Ainda que ela não pudesse ver quem era, adivinhou que era um homem pela saliência que sentia roçar nos seus quadris. Sentia a respiração quente no pescoço e como os dois iam se excitando e ficando cada vez mais ousados, tocando-se com mãos ávidas por sexo.

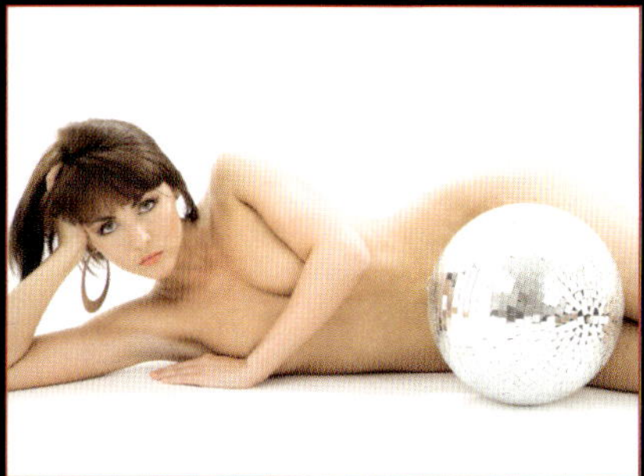

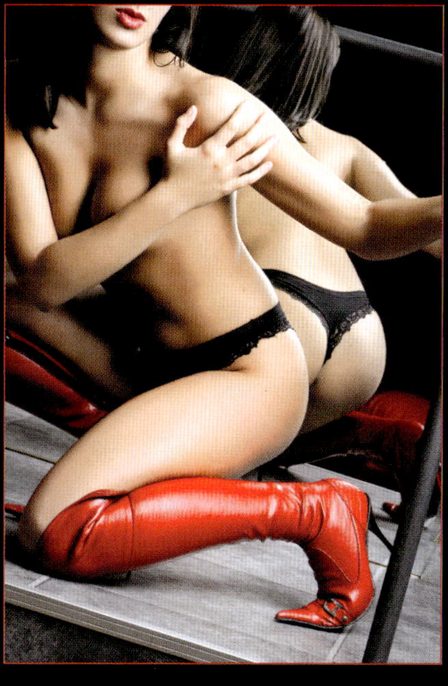

“ELES SE afastaram da pista de dança e foram ao banheiro, onde ela atingiu o clímax da sua incrível aventura com um homem desconhecido.”

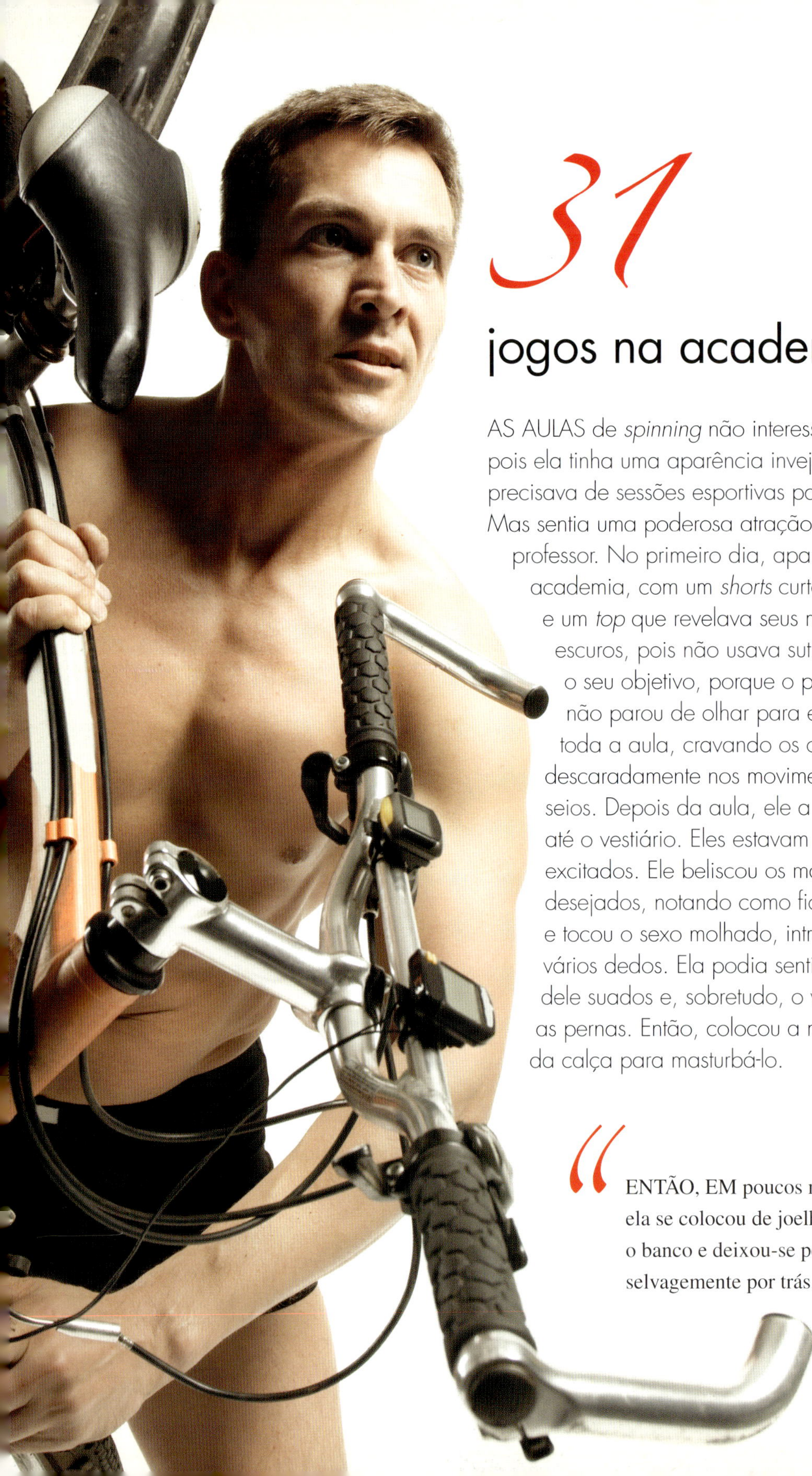

31 jogos na academia

AS AULAS de *spinning* não interessavam muito, pois ela tinha uma aparência invejável e não precisava de sessões esportivas para melhorá-la. Mas sentia uma poderosa atração pelo professor. No primeiro dia, apareceu na academia, com um *shorts* curto e apertado e um *top* que revelava seus mamilos escuros, pois não usava sutiã. Atingiu o seu objetivo, porque o professor não parou de olhar para ela durante toda a aula, cravando os olhos descaradamente nos movimentos dos seios. Depois da aula, ele a seguiu até o vestiário. Eles estavam muito excitados. Ele beliscou os mamilos tão desejados, notando como ficaram duros, e tocou o sexo molhado, introduzindo vários dedos. Ela podia sentir os músculos dele suados e, sobretudo, o volume entre as pernas. Então, colocou a mão dentro da calça para masturbá-lo.

> "ENTÃO, EM poucos minutos, ela se colocou de joelhos sobre o banco e deixou-se penetrar selvagemente por trás."

32

a melhor recepcionista

O HOTEL, localizado no centro da cidade, era moderno e confortável. Mas o que mais chamava a atenção era a sua recepcionista: uma jovem alta e com o corpo bem torneado, escandalosamente sensual, cheio de curvas e um olhar enigmático. Obviamente, ele se sentiu atraído por ela; e desta vez a atração havia sido mútua. A jovem, muito segura e direta, sugeriu que ele passasse para trás do balcão. Claro que a lição de sexo rápido valeu a pena, já que incluiu uma sessão completa com direito a sexo oral e uma profunda penetração. Tudo temperado com o perigo de serem descobertos.

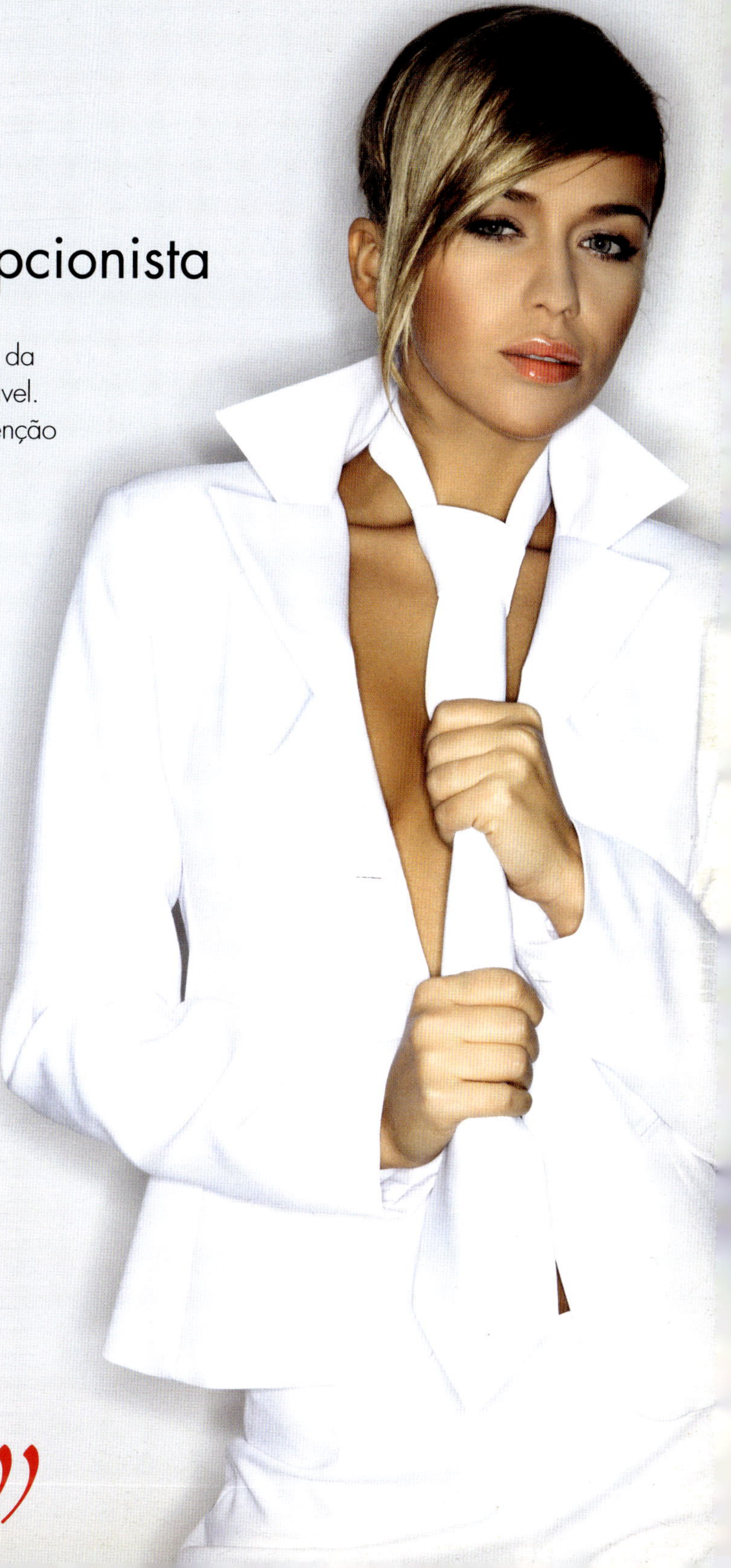

"**NO DIA SEGUINTE, o cliente não estava mais lá, mas, na recepção, podia ser visto um lindo buquê de rosas vermelhas e o sorriso encantador da recepcionista.**"

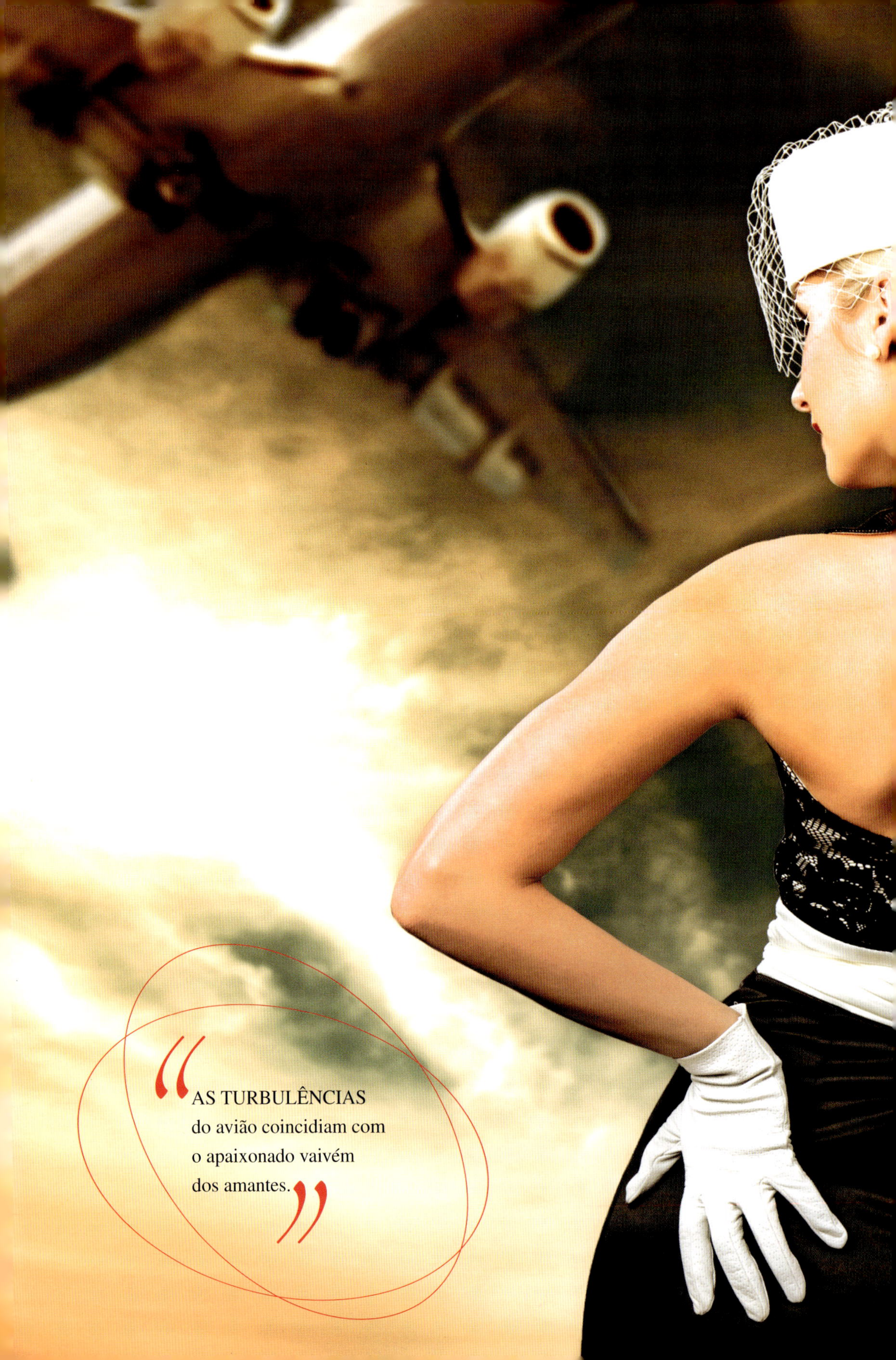

“AS TURBULÊNCIAS do avião coincidiam com o apaixonado vaivém dos amantes.”

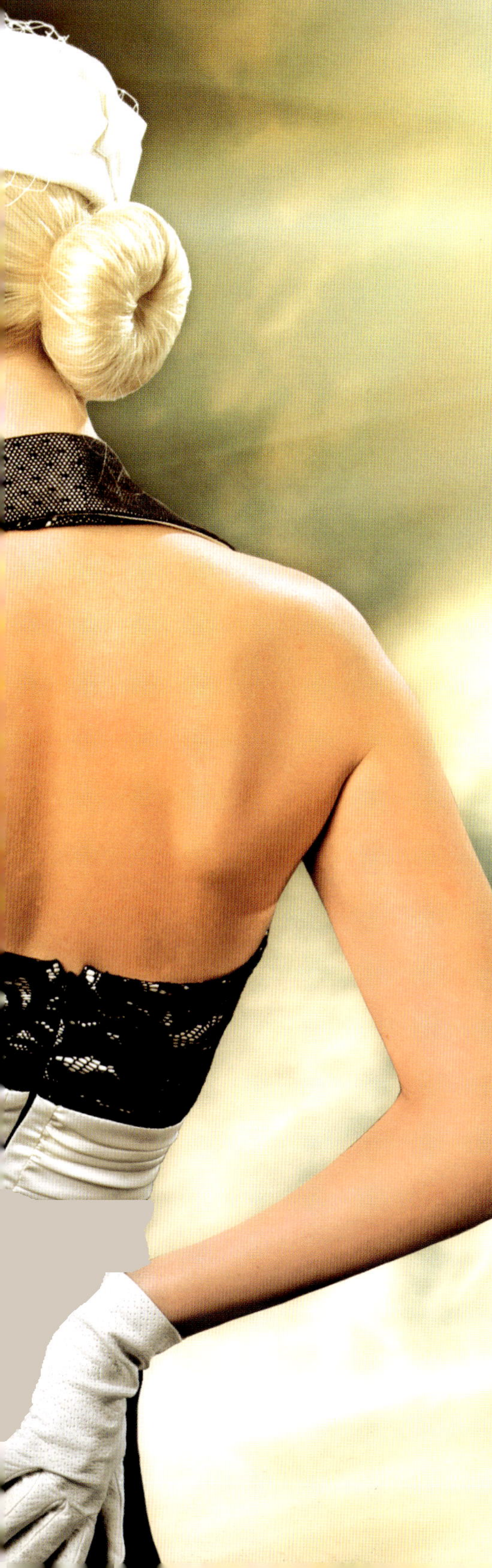

33

a aeromoça

Ele estava completamente entediado com tantas viagens de negócios. Mas, neste voo, deleitava-se olhando para a deslumbrante aeromoça; uma daquelas mulheres que, além de tudo, gostam de provocar os homens. Ela ia e vinha pelo corredor, com seu uniforme muito apertado, e nunca perdia a oportunidade de mostrar abertamente seu generoso decote quando se inclinava para atendê-lo. Ele mal pôde acreditar quando ela o chamou para segui-la até o banheiro. Era um espaço muito pequeno, mas ela conseguiu levantar a saia e oferecer-lhe o sexo quente e úmido. Em pleno voo, eles tentaram disfarçar os gemidos de prazer para passar despercebidos apesar das fortes investidas que ele fazia, enquanto agarrava seus seios com força.

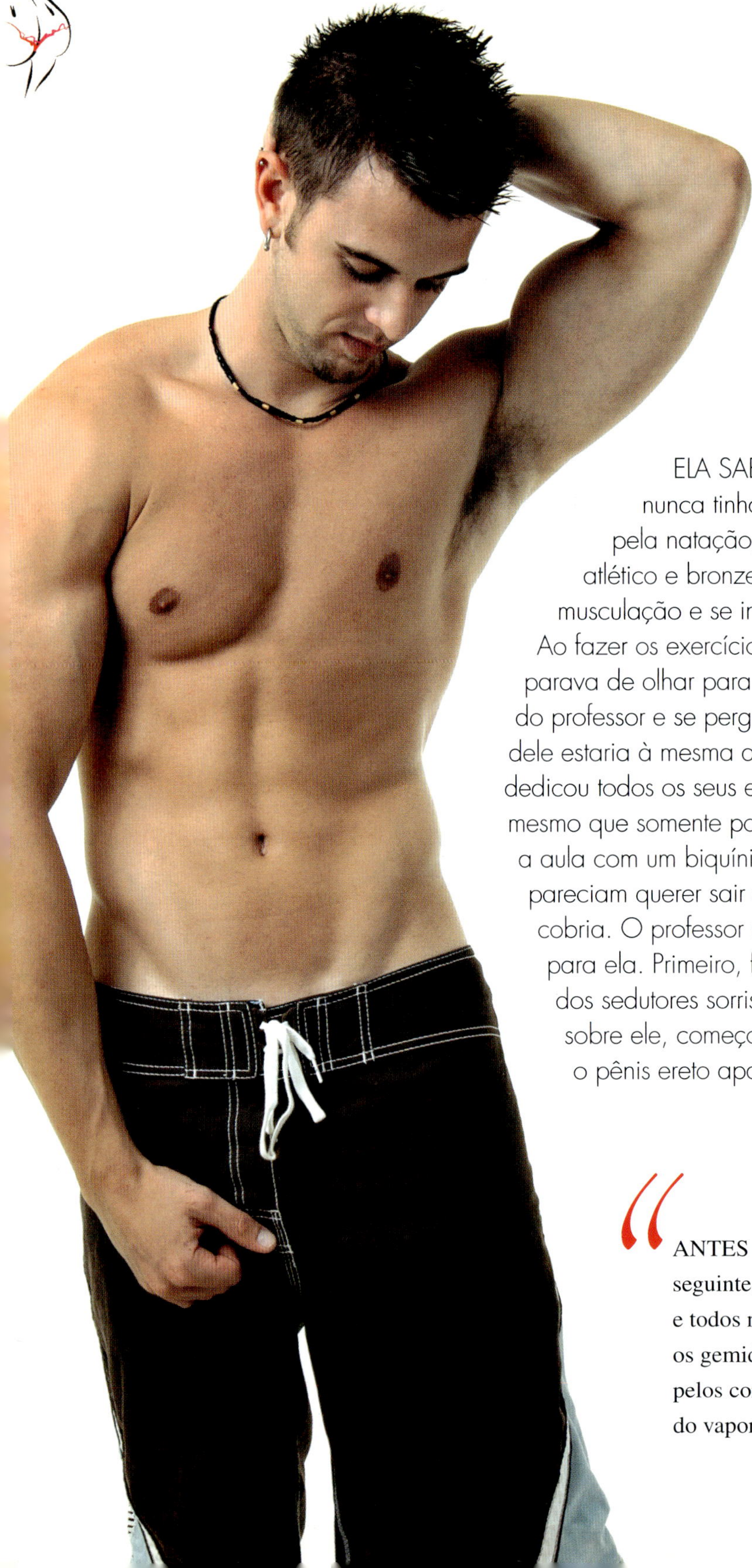

34 o professor de natação

ELA SABIA nadar desde criança e nunca tinha sentido o menor interesse pela natação, mas, quando viu o corpo atlético e bronzeado do instrutor, deixou a musculação e se inscreveu nas aulas dele. Ao fazer os exercícios na água, ela não parava de olhar para a poderosa musculatura do professor e se perguntava se o "outro" músculo dele estaria à mesma altura. Para descobrir, dedicou todos os seus esforços para seduzi-lo, mesmo que somente por uma vez. Então, foi para a aula com um biquíni tão pequeno que os seios pareciam querer sair do pouco tecido que os cobria. O professor não pôde deixar de olhar para ela. Primeiro, furtivamente; depois, diante dos sedutores sorrisos que ela derramava sobre ele, começou a ficar excitado, e com o pênis ereto aparecendo sob a sunga.

> "ANTES DE começar a aula seguinte, ele a seguiu até a ducha e todos no vestiário puderam ouvir os gemidos de prazer produzidos pelos corpos no meio do vapor de água."

35 aulas particulares

ELA ERA uma perversa Lolita, uma péssima estudante que passava o tempo com outras ocupações nada inocentes. Estava apaixonada por um bom aluno do último ano; então, pediu que ele desse algumas aulas particulares de matemática para ela. Porém, desde o início, deixou claras as suas intenções, quando chegou à casa dele vestindo uma minissaia com um decote profundo e insinuante. Ele não perdeu a oportunidade e pediu para experimentar o pirulito que ela segurava. Ela concordou e esfregou o doce em seus seios, para que ele os lambesse e eriçasse os mamilos macios.

"ENTÃO, O professor decidiu dar-lhe uma boa lição e colocou a aluna de joelhos, levantando a sua saia e penetrando-a por trás, como castigo por suas travessuras."

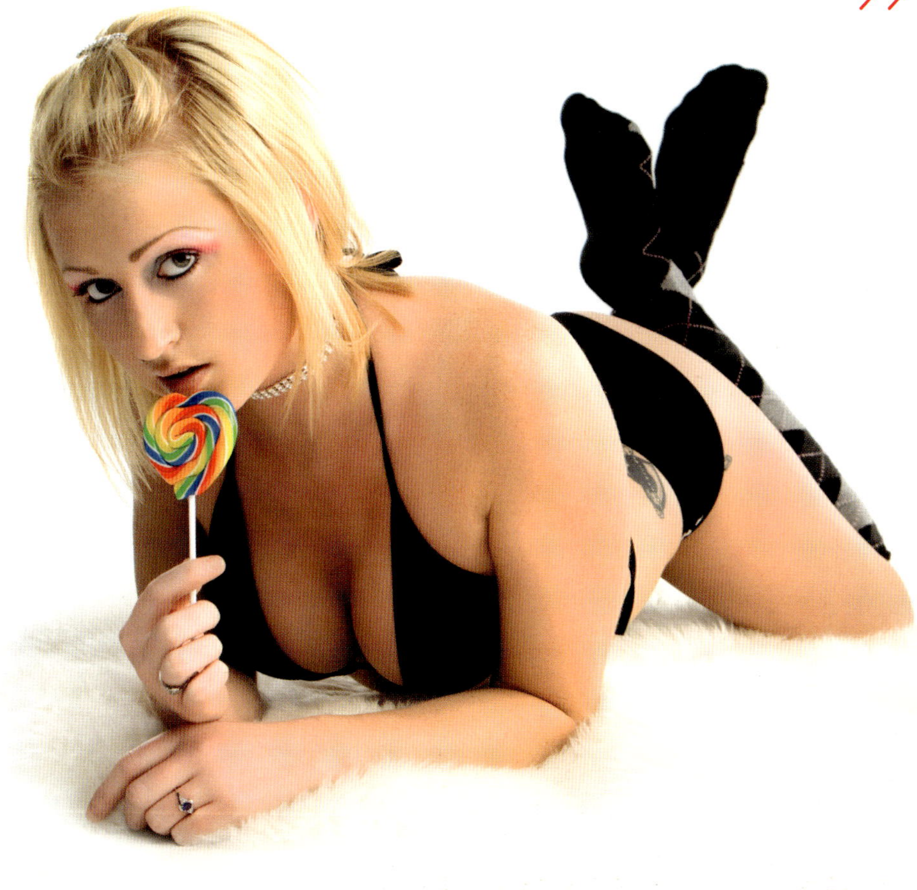

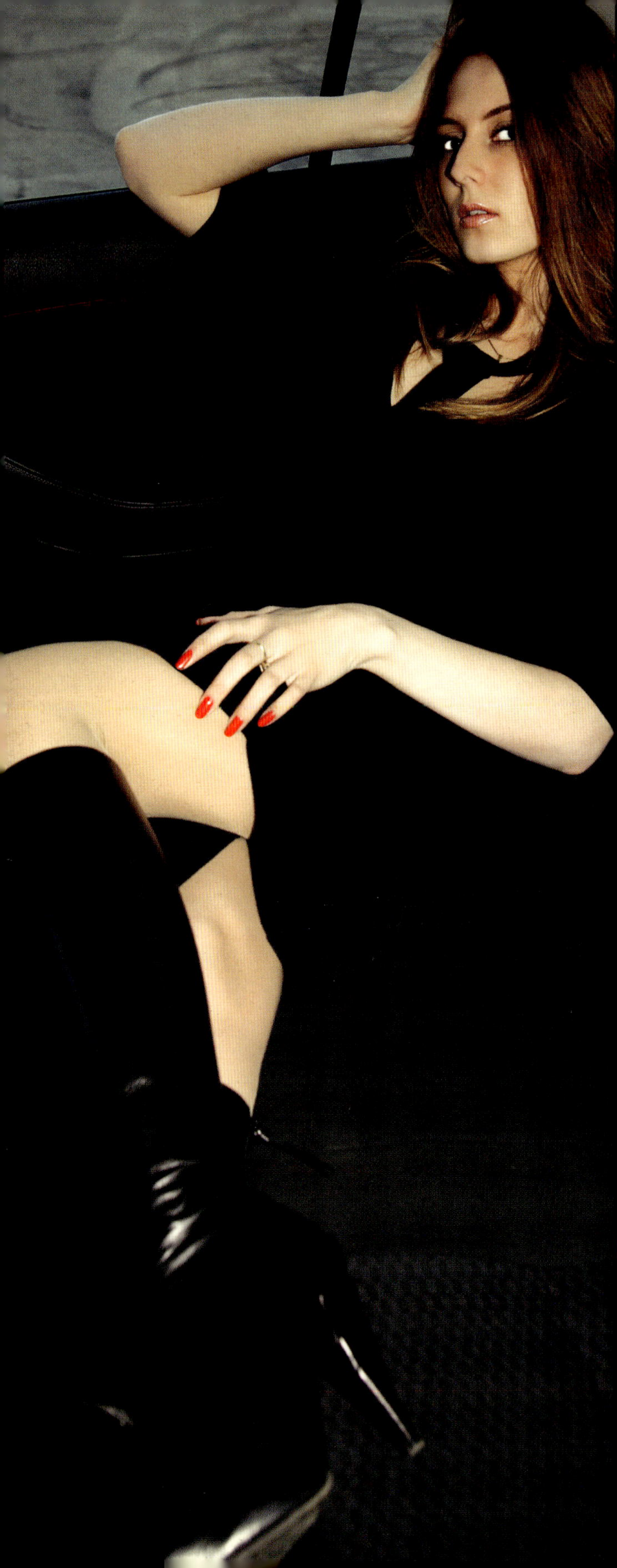

36
rápida corrida

ELA VOLTAVA para casa de táxi com um desagradável sentimento, após muitas horas tentando seduzir aquele cara. Depois de se beijarem e de se tocarem apaixonadamente, ele foi embora. Ela estava excitada e frustrada, mas logo percebeu que o motorista a olhava com lascívia pelo retrovisor. Então, resolveu entrar no jogo dele e tirou o casaco. Em apenas três minutos, os dois estavam deitados no banco de trás, praticando um delicioso 69: ele, brincando com a língua em torno de seu ardente clitóris, e ela, engolindo o seu membro inteiro, sugando-o com paixão, até atingirem o clímax rapidamente.

"— ESTÁ MUITO quente neste táxi – disse ela, enquanto se inclinava para mostrar-lhe descaradamente o decote e abria as pernas para deixar ver sua roupa íntima. Por que não para o carro para a gente poder se refrescar?"

37 massagem extra

ELE NÃO estava machucado, mas uma massagem relaxante certamente melhoraria o incômodo na sua cervical causado pelo estresse e pelo uso de computadores. Por isso, marcou uma sessão de massagem. Desta vez, não foi atendido pelo fisioterapeuta de sempre, mas por uma moça doce e encantadora, de uma beleza latina muito sensual. Tentou não se deixar influenciar pela situação e, embora tivesse ficado excitado ao despir o torso diante dela, deitou-se comportadamente na maca. Ela começou a acariciar as suas costas, deslizando as mãos para cima e para baixo. Com o pretexto de poder massagear com mais eficácia, pediu-lhe para tirar também as calças e começou a acariciar as suas nádegas. De repente, ele sentiu que ela estava fazendo a massagem com os próprios seios, deixando os mamilos eretos roçarem as suas costas e nádegas, enquanto lhe introduzia um dedo no ânus...

"TOTALMENTE EXCITADO, ele conseguiu virar para ver como aquela massagem tão especial terminava, com a massagista sentada no seu membro, dançando de prazer."

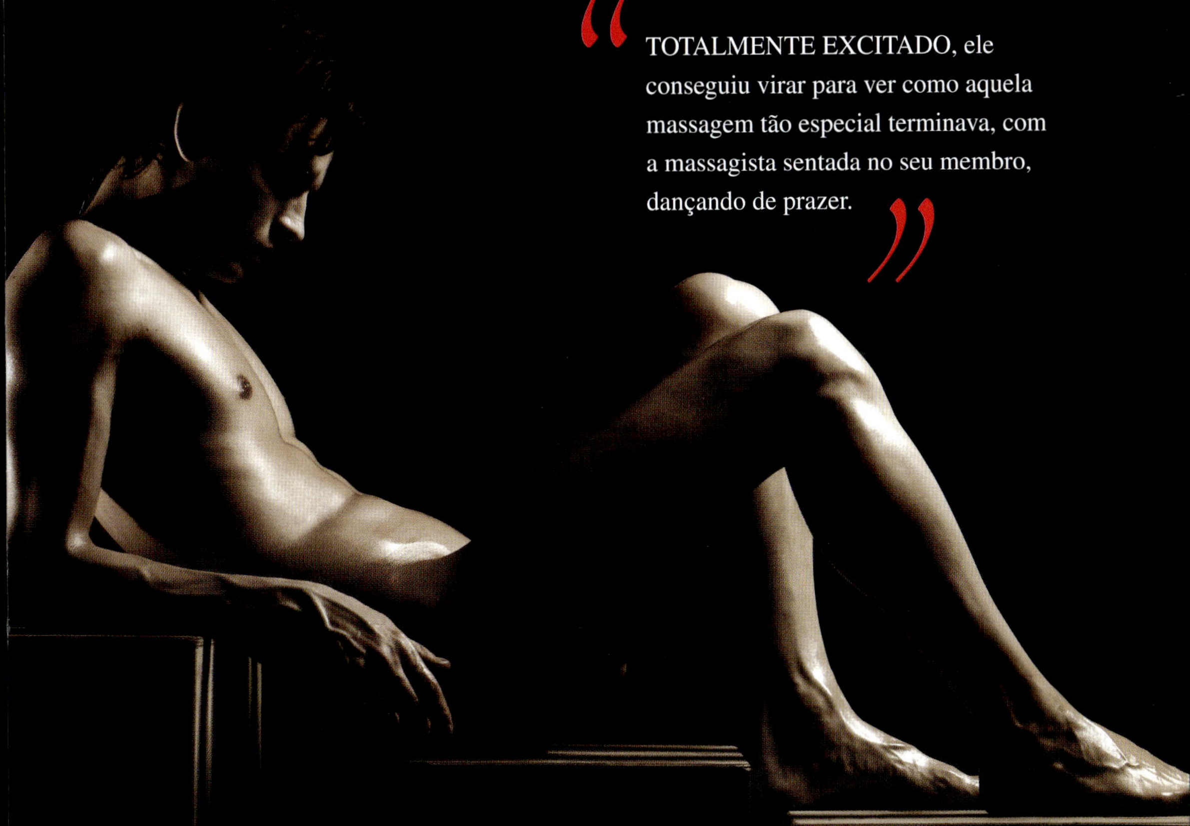

38 presos no elevador

ELA TINHA se arrumado para a entrevista de trabalho e estava realmente muito elegante, com o seu *tailleur* e saltos altíssimos. A empresa ficava no último andar, o 32º, então aguardou no elevador enquanto as pessoas iam descendo gradualmente até que ficou sozinha com um atraente executivo. De repente, percebeu que ele a tinha abraçado por trás e colocava a mão no decote da sua camisa, acariciando os seus seios maliciosamente e fazendo-a perceber a sua poderosa ereção sob a calça. Ela estava ciente do risco, mas não quis pensar nisso. Levantou a saia, mostrando as meias e as ligas presas nas coxas e deslizou um pouco a calcinha para que ele a penetrasse profundamente.

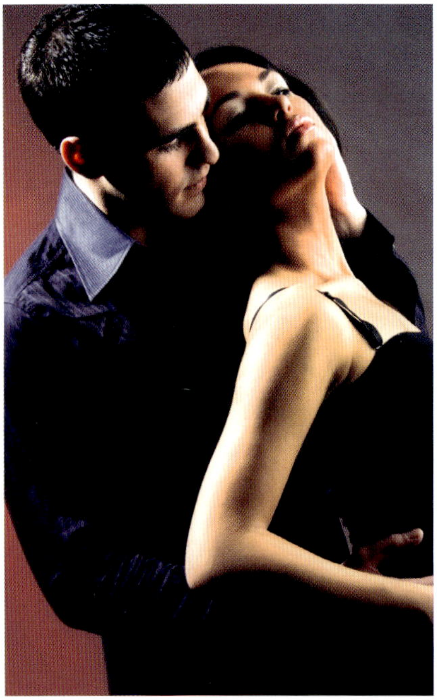

"TALVEZ FOSSE uma loucura. Mas, diante do seu olhar lascivo, ficou tão excitada que se esqueceu completamente da entrevista."

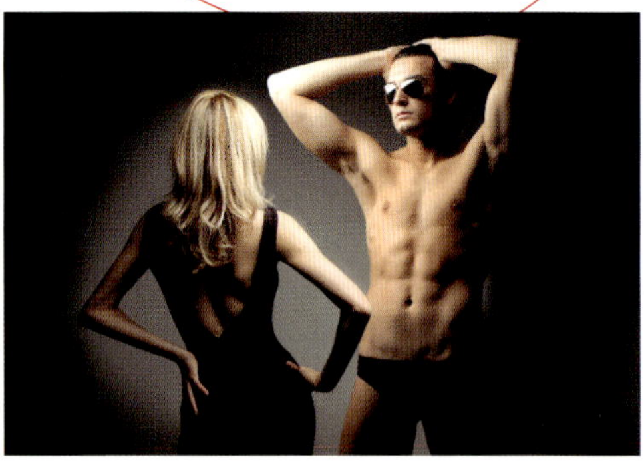

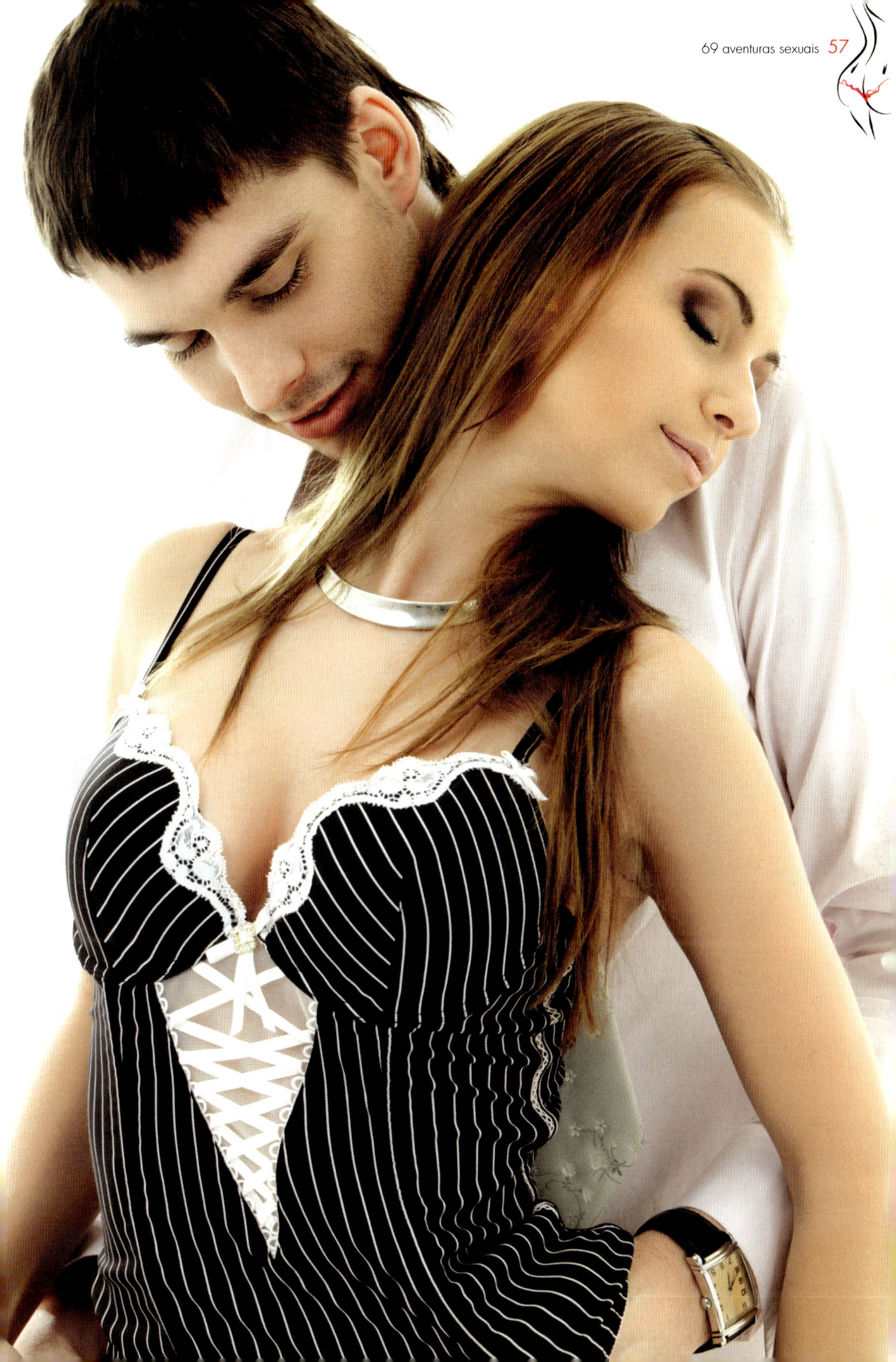

39

o entregador de pizza

"COMPROVARAM que ele não era tão ingênuo assim quando ele fechou a porta da casa para abrir os portões do paraíso."

AS DUAS AMIGAS tinham um certo toque de perversão e, naquela noite, planejaram algo especial. Primeiro, entraram em um *chat* sobre sexo, no qual tornaram públicas as suas intenções de seduzir o entregador de pizza e prometeram divulgar os detalhes do encontro mais tarde. Meia hora depois, tocaram a campainha. As duas estavam prontas, cada uma vestindo uma camisola sem nada por baixo, o que deixou pasmo o jovem que trazia a pizza.

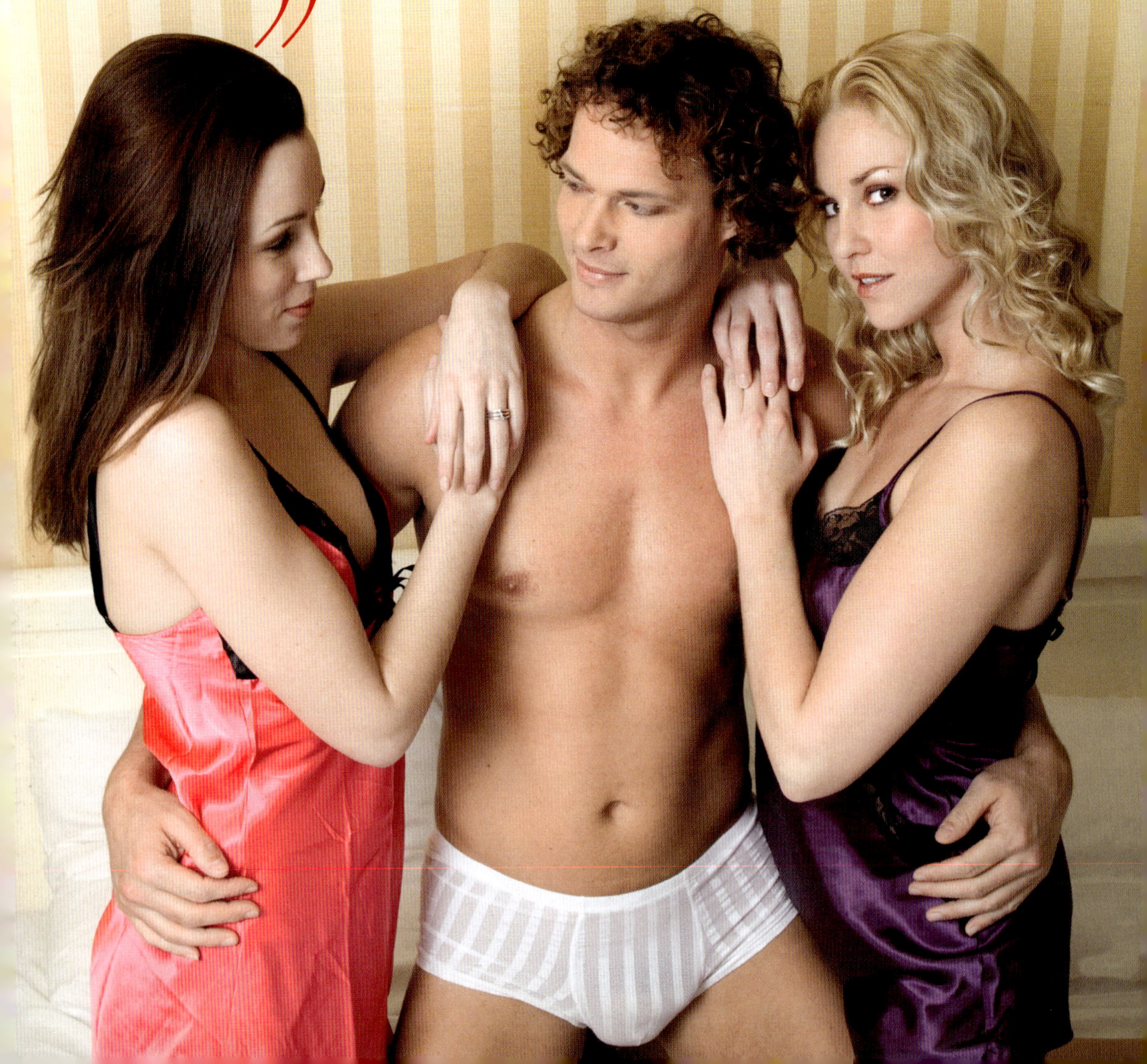

40 o trailer

> "FIZERAM SEXO no banco de trás, sob o barulho ensurdecedor das buzinas."

TINHAM SAÍDO CEDO, justamente para evitar o trânsito. Mas, naquele dia, parecia que todos os motoristas haviam tido a mesma ideia e o *trailer* estava parado no meio de um enorme congestionamento, na rodovia, na saída da cidade. Começaram a ficar mal-humorados, então, de repente, ela se lembrou daquelas viagens de quando eles ainda eram namorados, da intensidade dos olhares e da paixão com que eles percorriam os quilômetros. E pensou que aquela era a oportunidade para reviver tudo isso. Começou acariciando as costas, o pescoço e as coxas dele, afrouxando-lhe as roupas e mostrando que ainda era uma mulher desejável. A resposta dele foi imediata e começaram a se beijar intensamente, até decidirem deixar o *trailer* parado por cinco minutos.

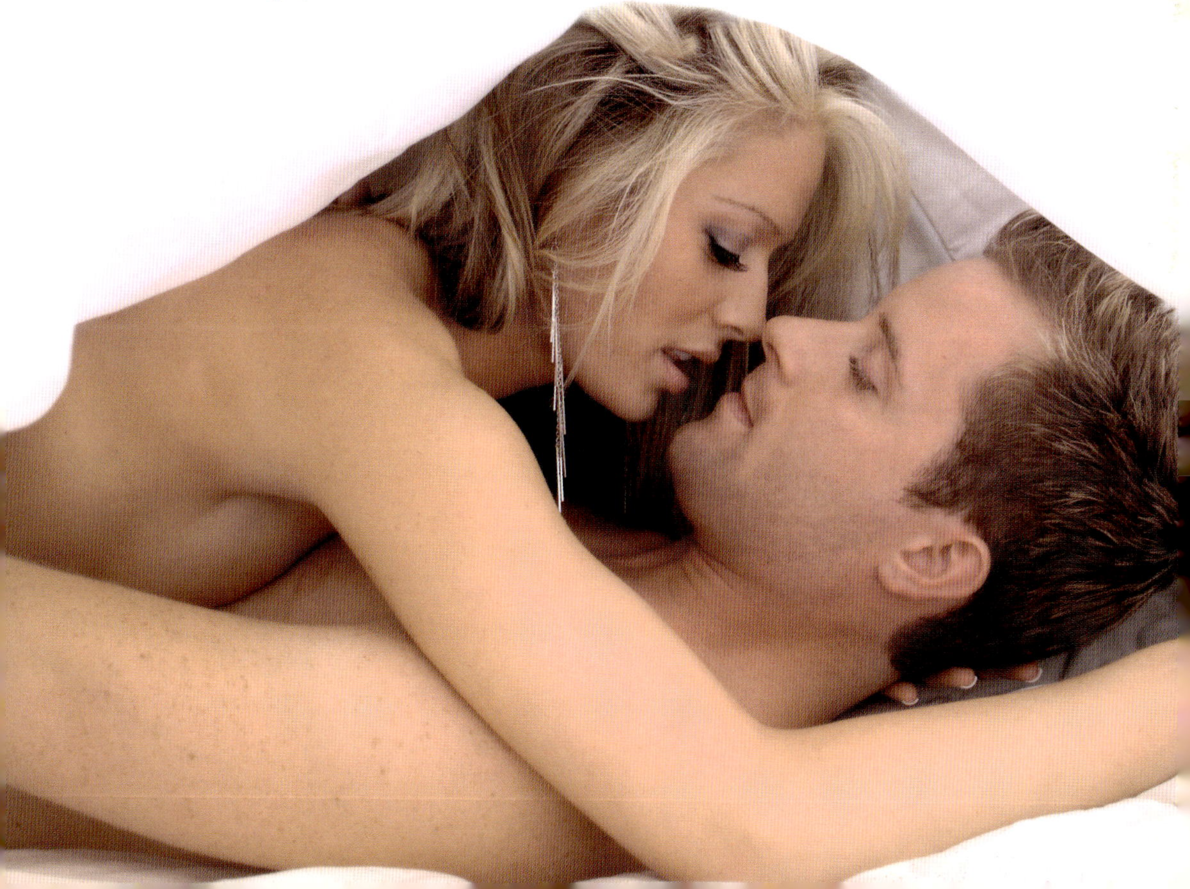

41 o trem

A ESTUDANTE viajava todos os sábados no mesmo trem para voltar para casa e sempre tinha um pequeno flerte com o atraente fiscal. Seus olhares se encontravam, eles sorriam um para o outro e trocavam comentários picantes em voz baixa. Quando o fiscal lhe pediu o bilhete, como de costume, não se limitou a olhar para ele, mas abriu o zíper do casaco, mostrando seus lindos seios, pois não estava usando sutiã. O fiscal pediu que ela o acompanhasse até a cabine, onde lhe tirou o casaco e começou a lamber os seus mamilos. Os vaivéns do trem logo se confundiram com as suas investidas ao penetrar a aluna desobediente.

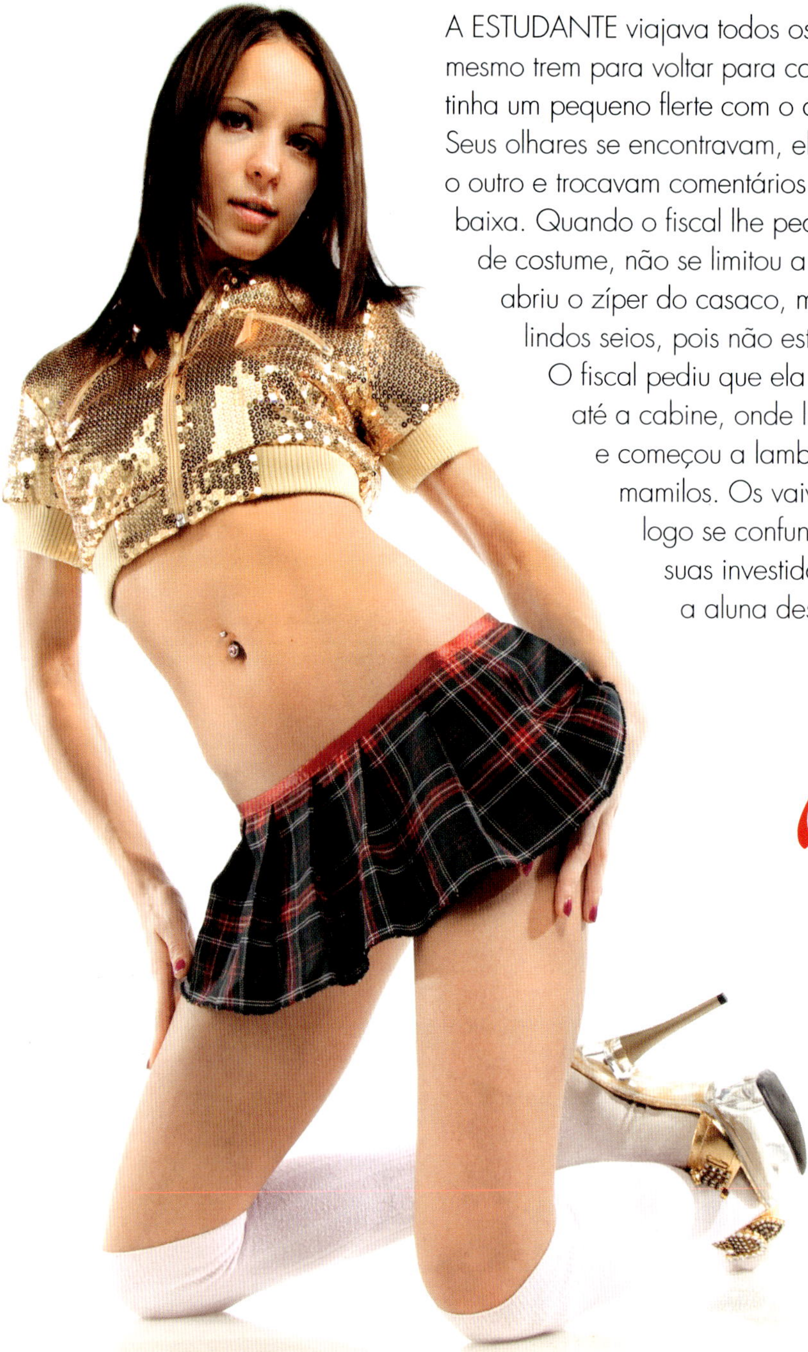

> "ELA TINHA se vestido para provocá-lo, com uma minissaia colegial e sapatos de saltos muito altos."

42 a multa

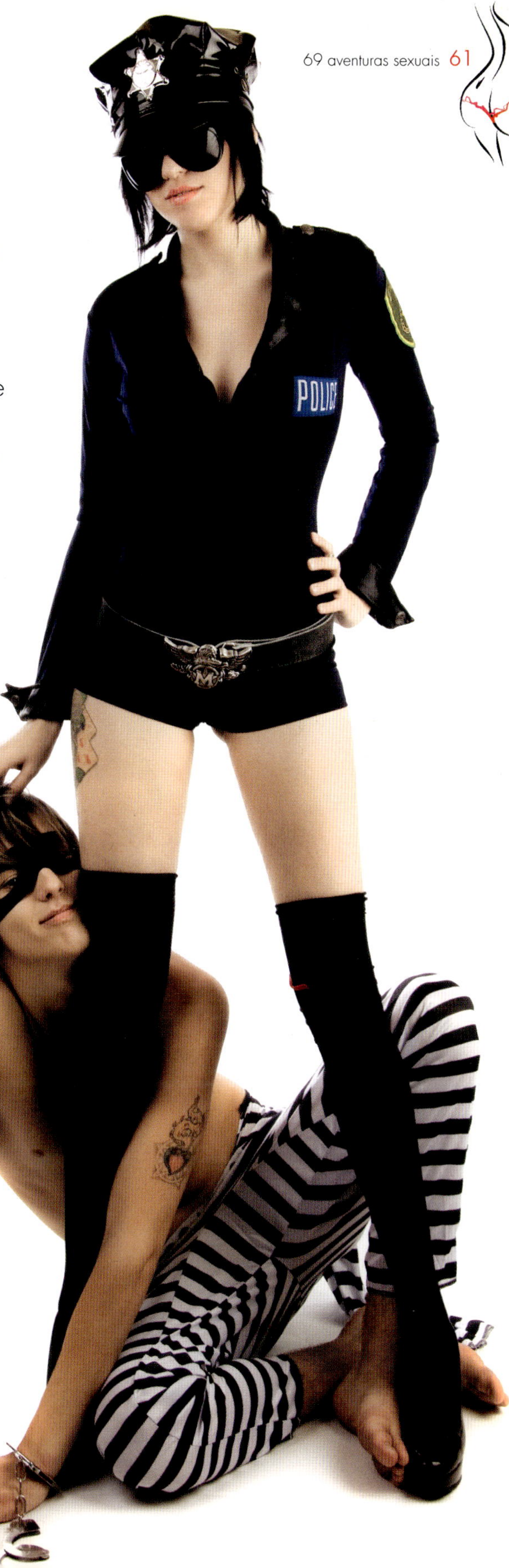

ELE COSTUMAVA ser prudente, mas, naquele dia, estava com um pouco de pressa e não viu o sinal. Então, quando o carro da polícia se aproximou com a sirene ligada e ordenou que parasse no acostamento, ficou irritado. Saiu do carro com a documentação em mão, preparado para ser simpático com o agente. Mas não sabia como reagir quando viu a policial se aproximar dele. Ela era muito sensual e vestia um uniforme apertado. Extremamente excitado, decidiu se arriscar:

— Eu não sei como isso aconteceu – disse para a agente.

E, ao ver que ela pegava o talão de multas, sugeriu:

— Talvez possamos resolver isso de alguma outra forma...

> “NÃO TEVE tempo de dizer mais nada. Ela tomou a iniciativa e ordenou que tirasse a calça, para se deliciar saboreando o seu membro.”

43 a sala íntima

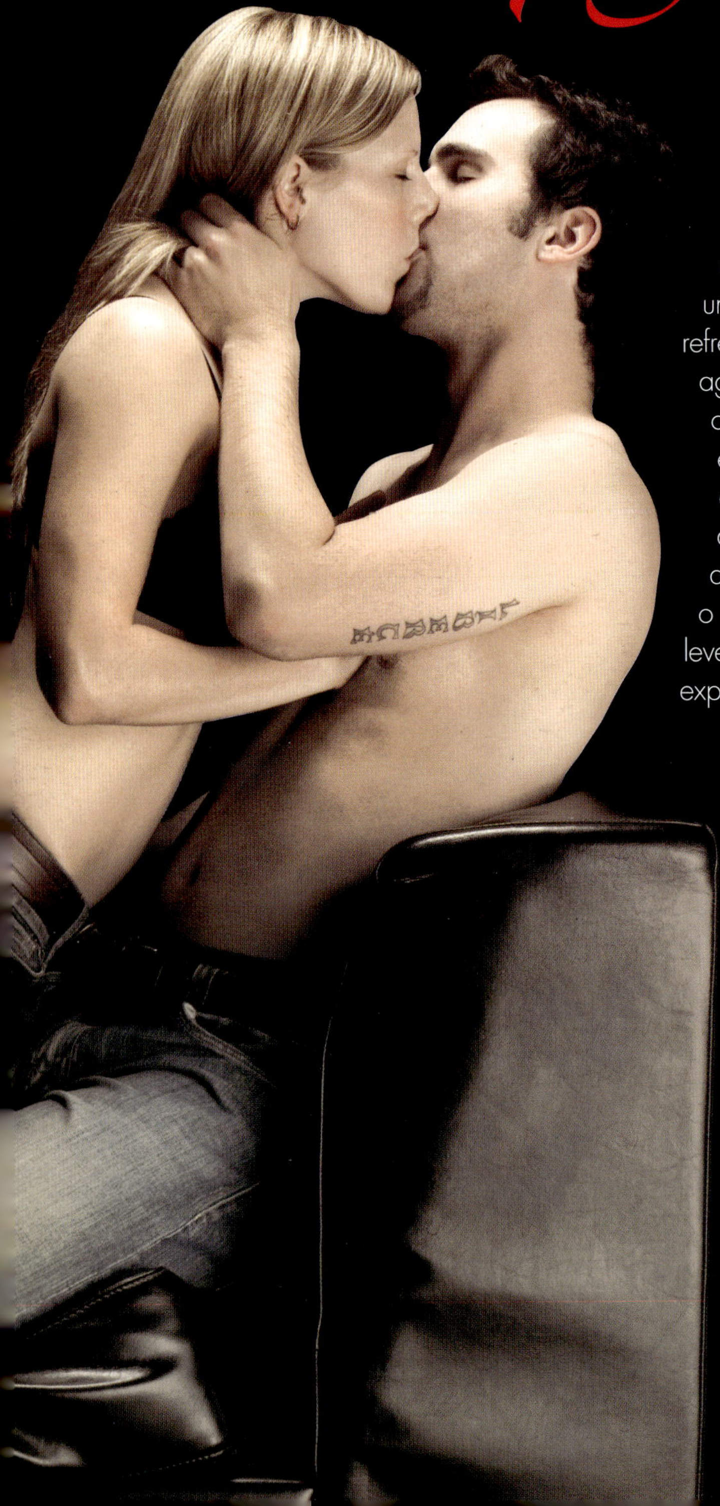

AMBOS ERAM virgens, mas sabiam que aquela era a sua noite. Tinham dançado juntos, coordenando movimentos sinuosos, com os quadris colados um ao outro, e, em seguida, se refrescaram com um coquetel. Mas agora novamente sentiam ondas de calor com os beijos apaixonados e as línguas enroscadas. O sofá da sala íntima e a penumbra os deixaram mais ousados, então, as suas mãos foram descobrindo o corpo um do outro, beliscando levemente um mamilo ou esfregando explicitamente o sexo muito duro e excitado.

"AS COXAS dela tremeram quando sentiu que ele tinha introduzido um dedo em sua vagina e, como se não fosse a primeira vez, o seu instinto a ajudou a subir a minissaia e sentar sobre ele, deixando que o seu pênis a penetrasse no meio do barulho da balada."

44 louca paixão

> “AS SUAS mãos, já experientes, a percorreram rapidamente, com a sede sexual contida por tantos anos.”

TINHAM FICADO JUNTOS no passado. Mas havia muito tempo que não se encontravam. Por isso, quando os seus olhares se cruzaram no meio da rua, demoraram para reagir. Foram para o bar de outros tempos, onde tinham passado tantas tardes se beijando, e pediram o mesmo drinque daquela época. Então, começaram a falar baixinho. Primeiro, perguntaram o que havia acontecido com o outro, embora, na realidade, não estivessem interessados no presente, mas no passado que os havia unido. Naquela estranha atmosfera, foram esquecendo os anos que haviam se passado e começaram a se beijar e acariciar, levados pela paixão que um dia haviam vivido. Naquela época, eram estudantes e nunca tinham ido além dos beijos. Mas, agora, por que não se arriscar e curtir o que nunca tiveram?

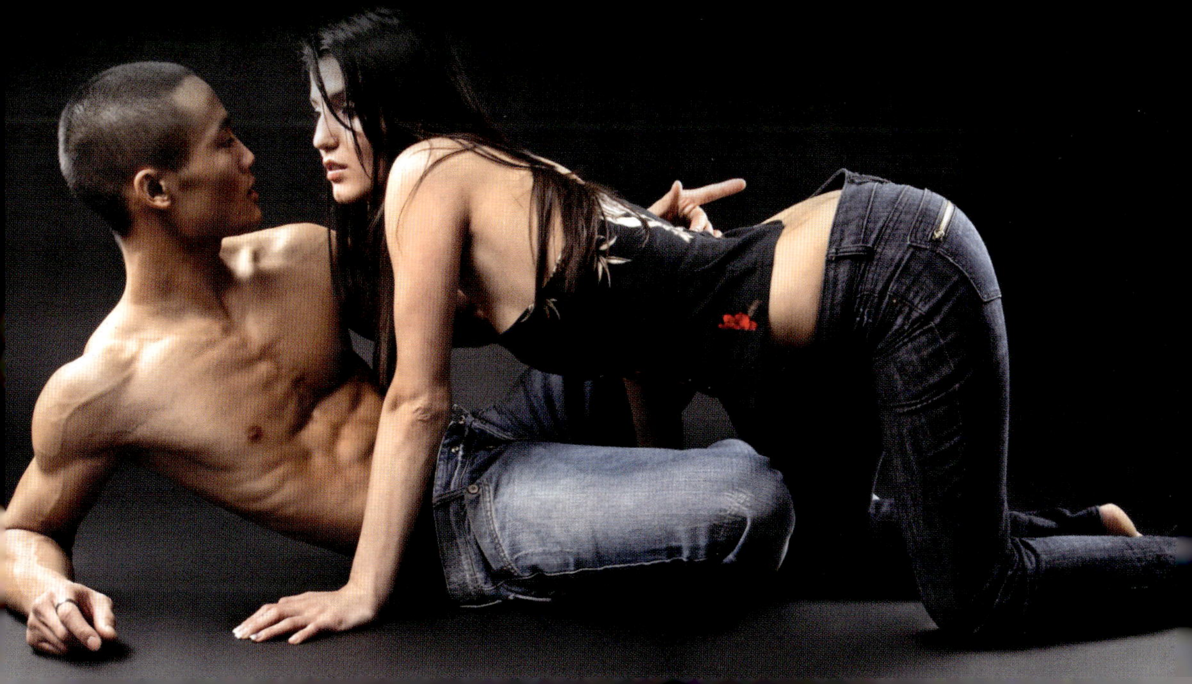

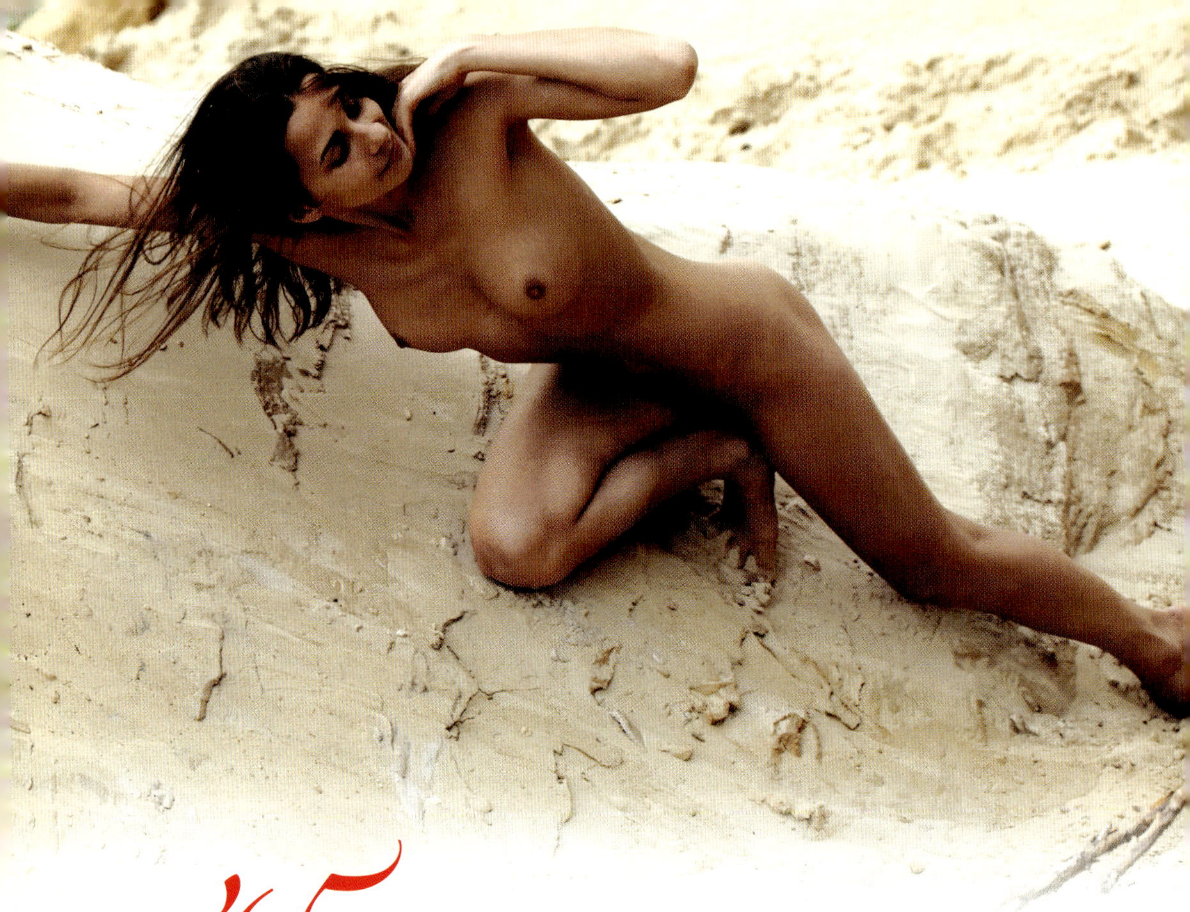

45 a praia de nudismo

ELE TIROU a roupa assim que passou pelo cartaz que indicava a praia de nudismo. Sempre tinha desejado se aventurar naquele lugar, mas, quando finalmente o fez, não pôde evitar que seu pênis tivesse uma forte ereção ao olhar para as mulheres nuas que passavam por ele. Então, deitou na areia tentando se controlar, mas, de repente, uma bela mulher sentou ao seu lado e, mesmo sem se apresentar, ofereceu-se para passar protetor solar nele. Começou passando o creme no peito e nas pernas, concentrando-se, finalmente, em encher seu pênis de creme. Com as mãos agarradas a ele, deslizava para cima e para baixo, levando-o a uma excitação desconhecida, na qual ele mesmo não conseguia acreditar.

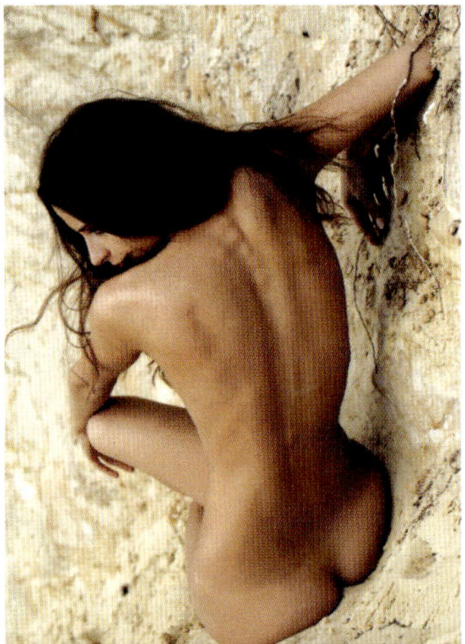

“NA FRENTE de banhistas e da gente que passava, a mulher ofereceu-lhe o sexo para que derramasse dentro dele toda a sua paixão.”

46 a loja de móveis

> “ENQUANTO ELES aproveitavam a sua dança sensual seminus, suspiravam para que o gerente da loja não entrasse.”

FINALMENTE IRIAM viver juntos. Já tinham as chaves e já haviam pintado a casa, então só faltavam os móveis. Para começar, seria suficiente o básico: uma cama e um armário para o quarto e um sofá-cama e uma mesa para a sala. Não tinham muito dinheiro, mas tinham muito entusiasmo. Por isso, foram até a loja de móveis para escolher as suas primeiras peças. Encomendaram vários itens e depois foram para a área dos dormitórios. O atendente estava ocupado com outros clientes na área das cozinhas e os deixou sozinhos e, assim, entre brincadeiras, começaram a se olhar sensualmente através do espelho e acabaram deitando nas camas para ver se eram confortáveis. Beijaram-se furtivamente e, de repente, passou por suas cabeças consumar todos os seus desejos em uma cama que ainda não possuíam.

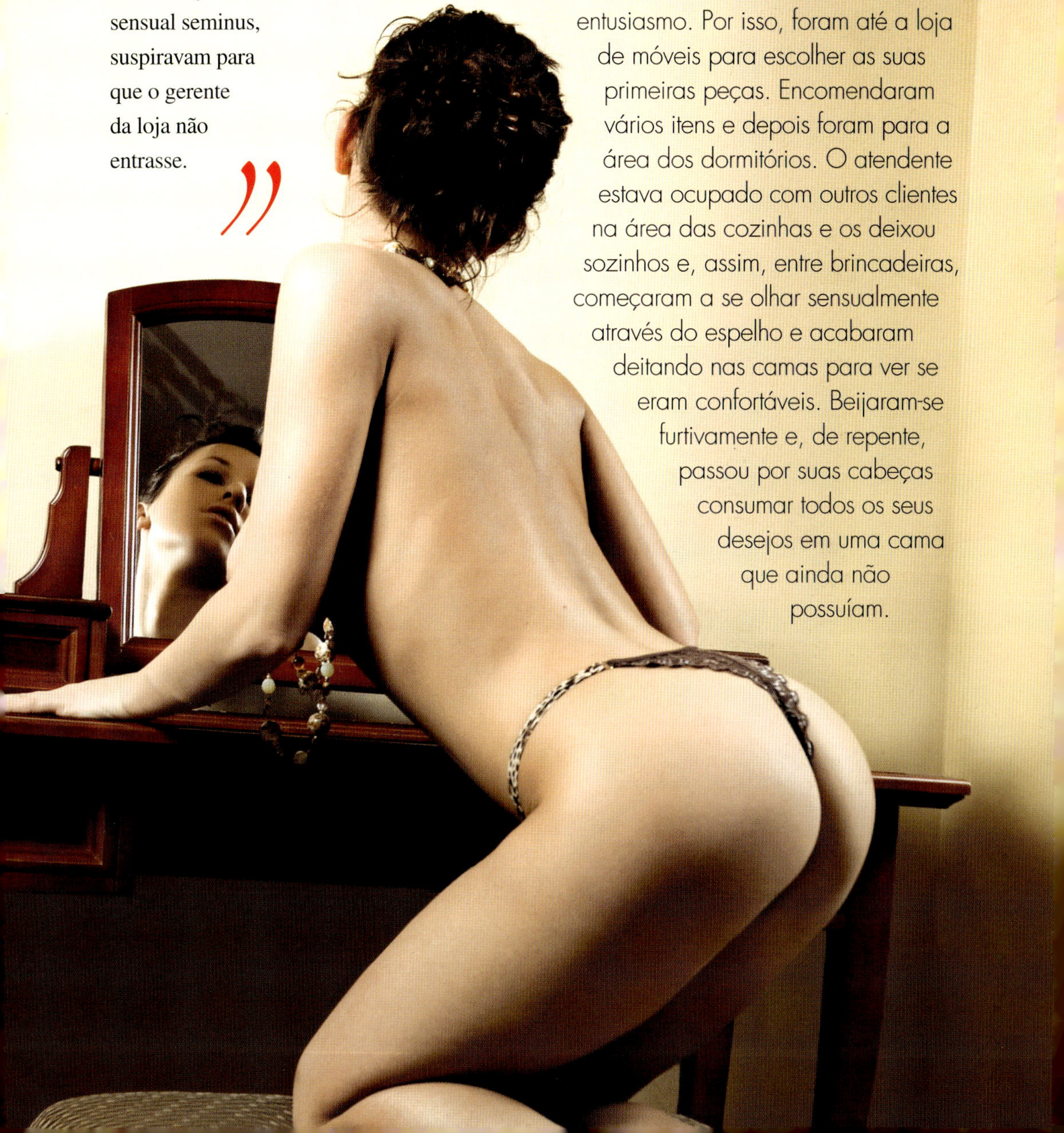

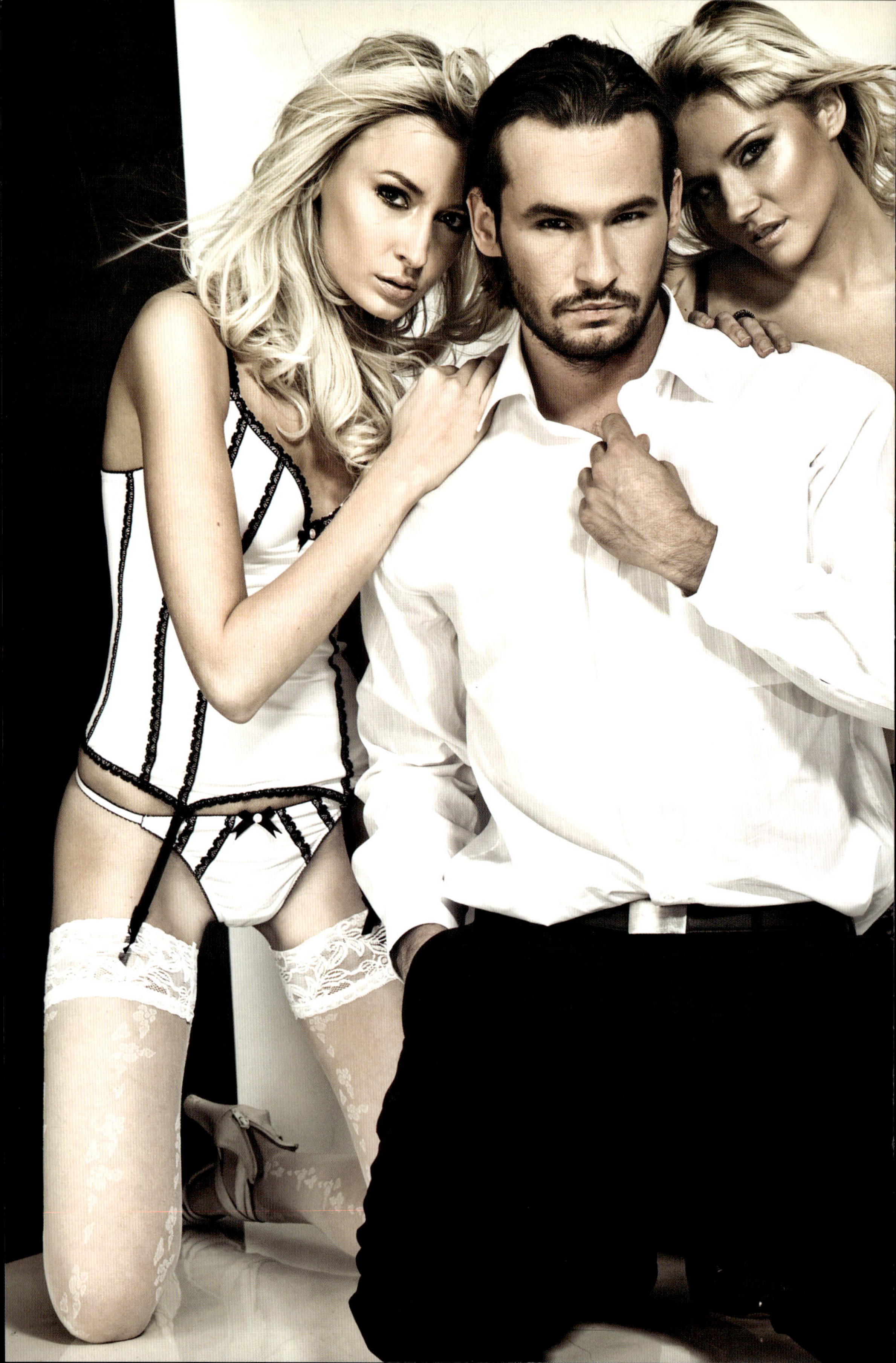

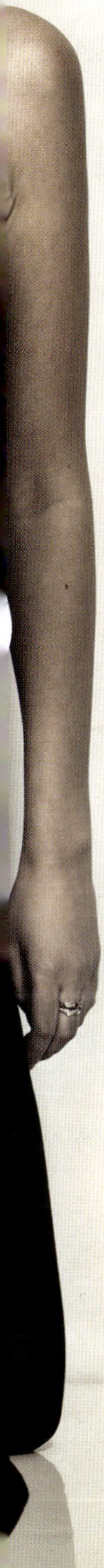

47 escapada no trabalho

ELA TINHA gostado do diretor, tão atraente e com aquele ar de vencedor, tão elegante e tão sério... Imaginava que ele devia ter algum ponto fraco, alguma mancha no seu histórico. E, de fato, estava certa, como descobriu certa noite ao esquecer a bolsa e voltar ao escritório para pegá-la quando já não havia mais ninguém lá, exceto o diretor... e uma amiga especial. Quando entrou no escritório, surpreendeu-o em pé com as calças abaixadas, enquanto uma loira fazia sexo oral nele. Ela não sabia o que dizer ou fazer, mas o diretor, sem medo, a convidou para participar daquela festa particular, que foi o primeiro, mas não o único *ménage à trois* da sua vida.

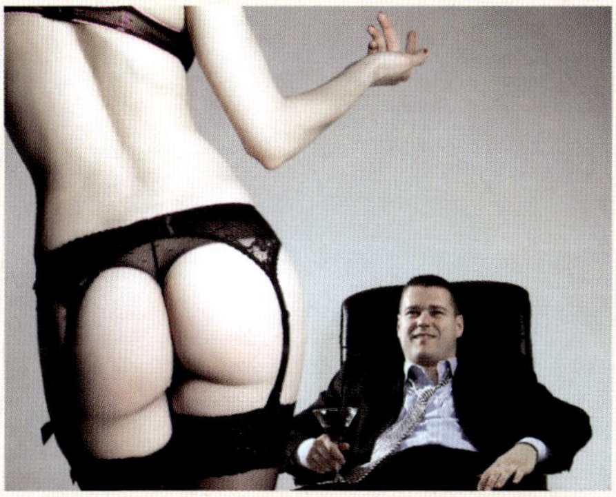

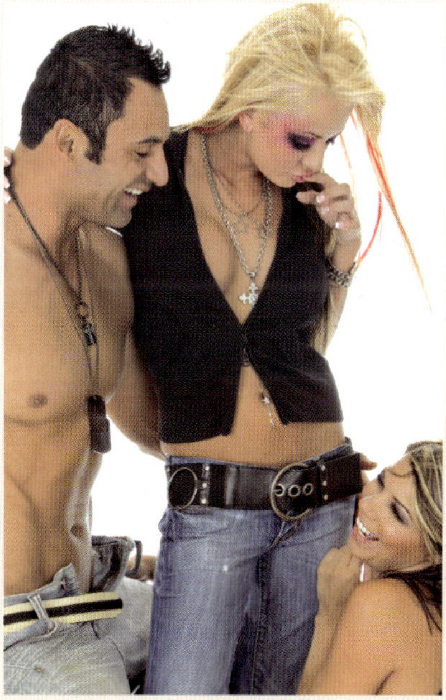

"NENHUM DOS três sentia vergonha em praticar posições proibidas que até então apenas imaginavam."

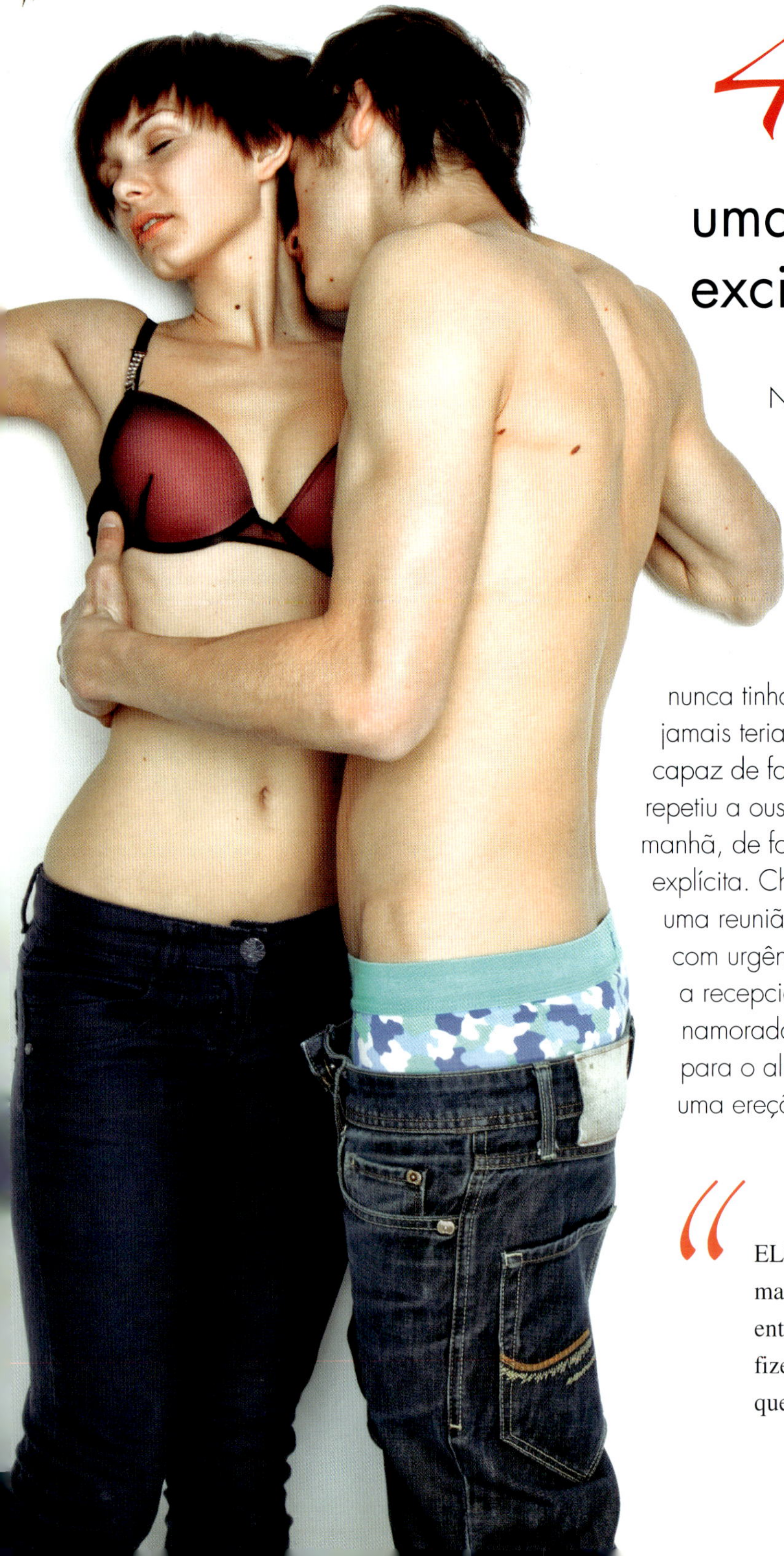

48

uma experiência excitante

NO MEIO de uma manhã de muito trabalho no escritório, ele recebeu uma mensagem pelo celular. "Estou quente", dizia sucintamente. Surpreendentemente, era a sua namorada, que nunca tinha sido tão ousada. Ele jamais teria imaginado que ela fosse capaz de fazer algo assim, mas ela repetiu a ousadia quatro vezes naquela manhã, de forma cada vez mais explícita. Chegou até a interromper uma reunião para lhe pedir sexo com urgência. Por isso, quando a recepcionista lhe disse que a namorada tinha ido buscá-lo para o almoço, ele teve uma ereção imediata.

> "ELES ESTAVAM com fome, mas fome de sexo. Então, entraram no banheiro e fizeram um incrível 69 que os saciou totalmente."

49

provocadora

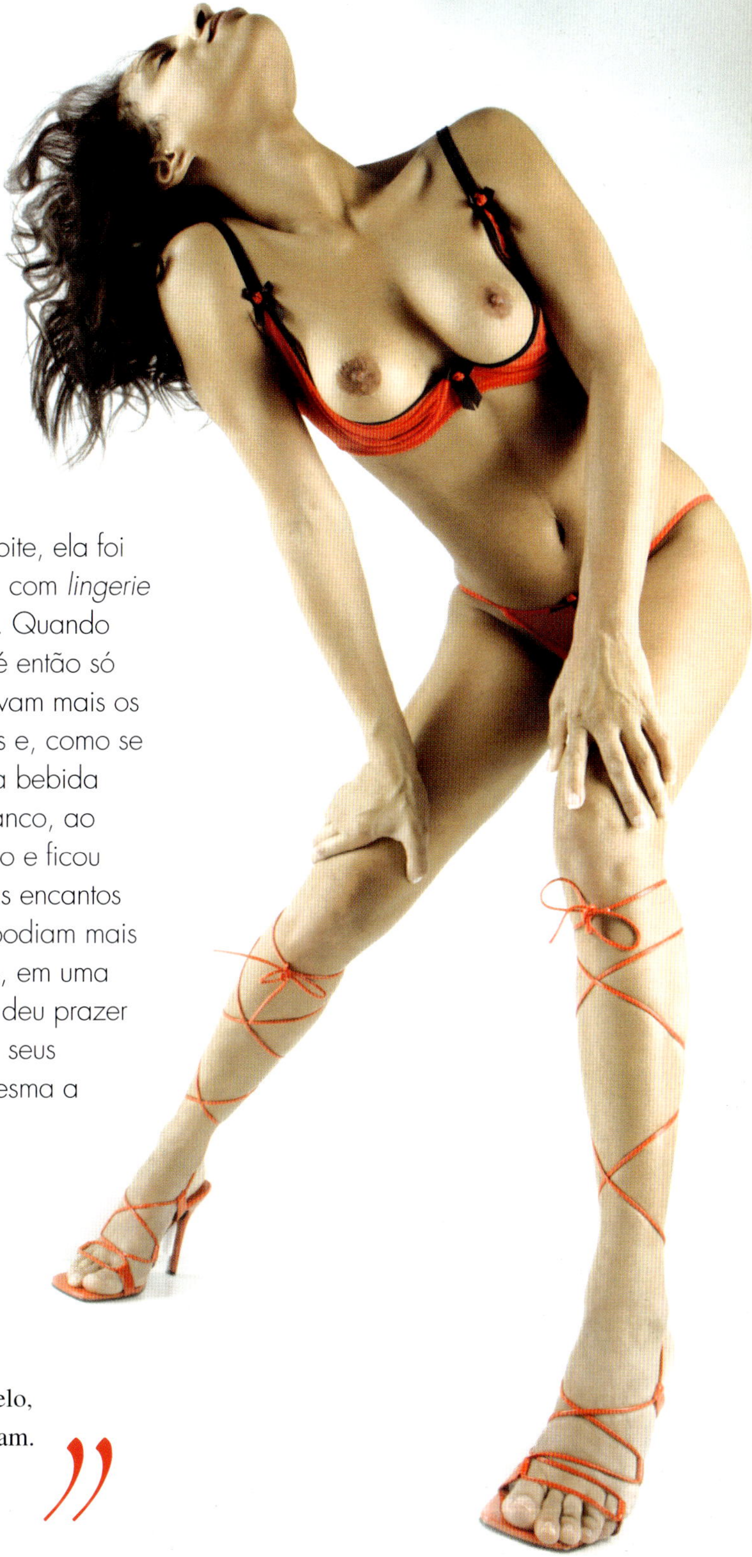

TINHA SEIOS grandes, redondos, com mamilos cor-de-rosa e sabia que essa parte de sua anatomia era o que mais atraía os homens. E gostava de provocá-los. Então, naquela noite, ela foi para o bar de vestido branco, com *lingerie* vermelha, e pediu um drinque. Quando notou que dois clientes que até então só estavam conversando não tiravam mais os olhos dela, aproximou-se deles e, como se fosse um acidente, derramou a bebida sobre si mesma. O vestido branco, ao molhar-se, grudou no seu corpo e ficou transparente, revelando os seus encantos àqueles homens, que já não podiam mais se controlar. Levaram-na dali e, em uma esquina escura e solitária, ela deu prazer aos dois, oferecendo todos os seus orifícios e aproveitando ela mesma a provocação consumada.

> “EM CONTATO com o gelo, seus mamilos se arrepiaram.”

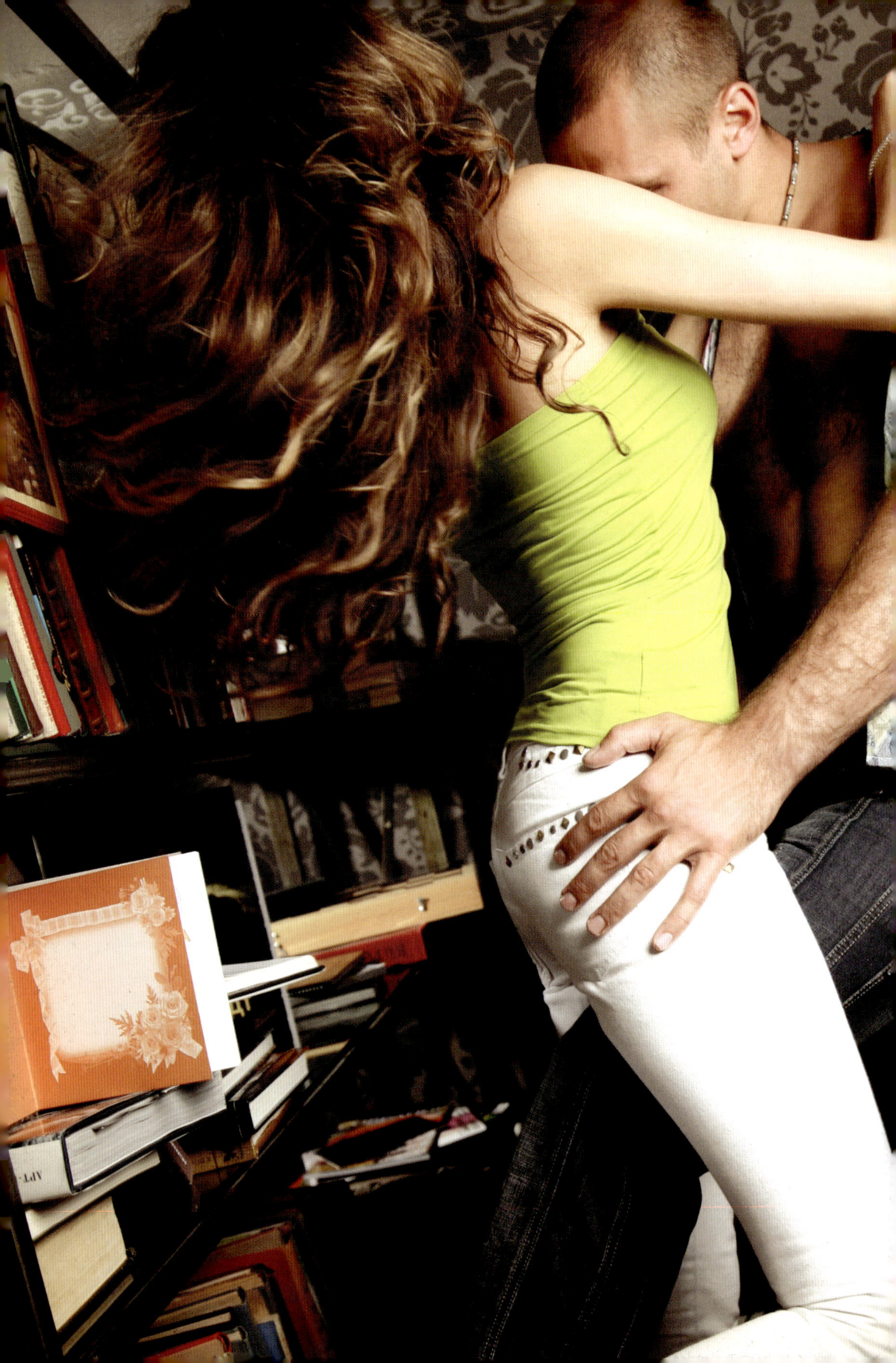

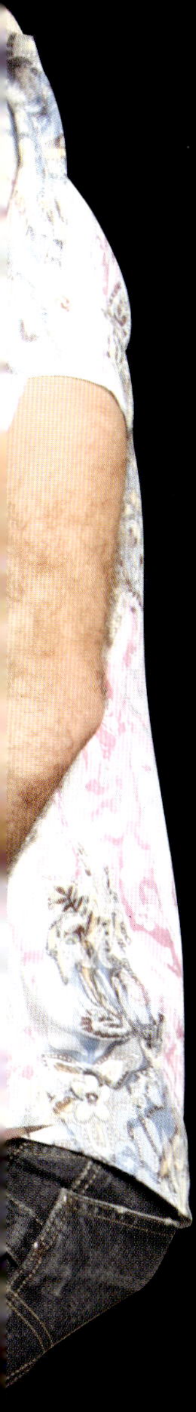

50 no silêncio da biblioteca

ELE ERA O CLÁSSICO *nerd*, um rato de biblioteca sempre enfiado no meio dos livros e com pouco tempo para amizades femininas. Ela, no entanto, adivinhou que, atrás daqueles óculos, se escondiam belos olhos e, atrás da timidez, um homem charmoso que poderia destroçar muitos corações. Ansiosa para surpreendê-lo em seu próprio território, entrou na biblioteca com um bom decote e sentou-se na frente dele, mostrando o nascimento de seus seios sem nenhuma vergonha. Ele não conseguiu deixar de olhar e, muito nervoso, começou a suar. Era a resposta que ela esperava. Entrou embaixo da mesa e, no silêncio da biblioteca, fez nele uma felação que lhe despertou todos os instintos.

“**ELE DEIXOU** o estudo e foi com ela ao banheiro aprender outras coisas muito mais interessantes.”

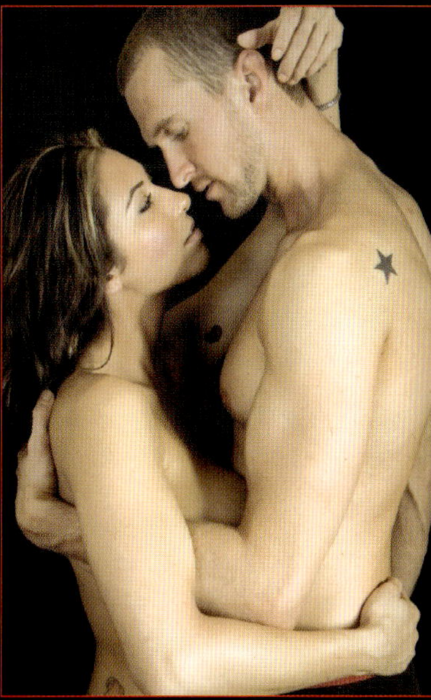

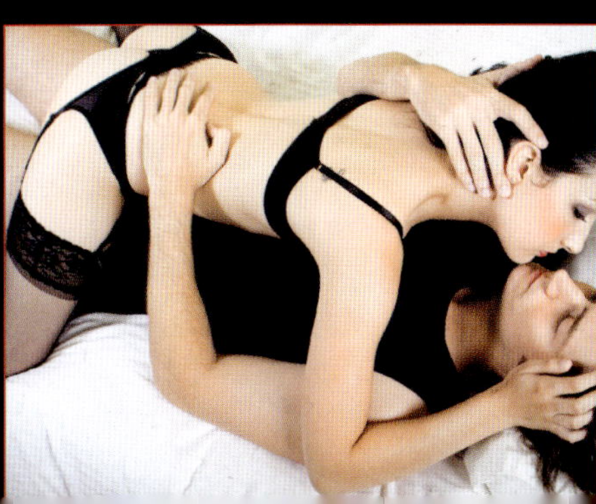

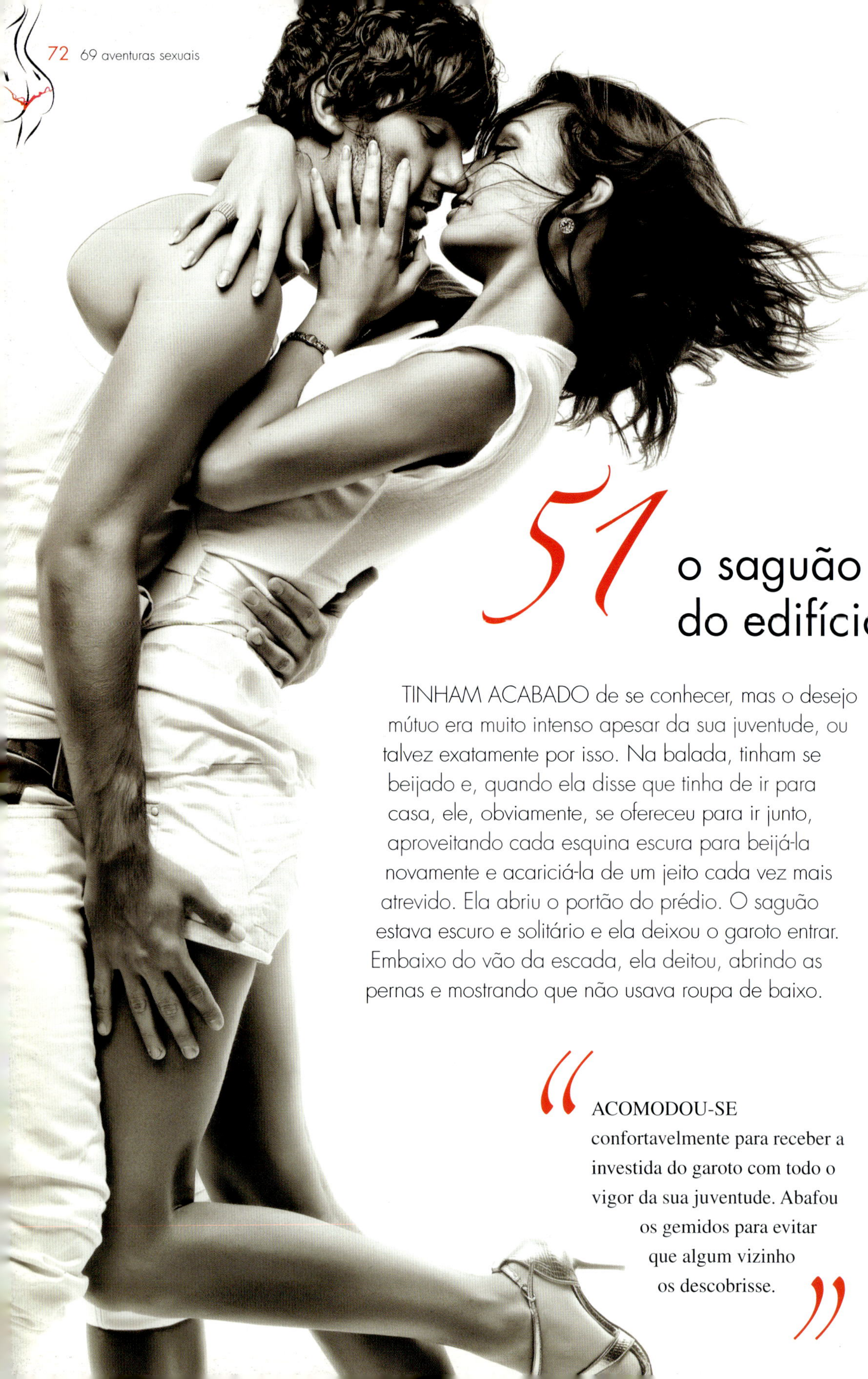

51 o saguão do edifício

TINHAM ACABADO de se conhecer, mas o desejo mútuo era muito intenso apesar da sua juventude, ou talvez exatamente por isso. Na balada, tinham se beijado e, quando ela disse que tinha de ir para casa, ele, obviamente, se ofereceu para ir junto, aproveitando cada esquina escura para beijá-la novamente e acariciá-la de um jeito cada vez mais atrevido. Ela abriu o portão do prédio. O saguão estava escuro e solitário e ela deixou o garoto entrar. Embaixo do vão da escada, ela deitou, abrindo as pernas e mostrando que não usava roupa de baixo.

> "ACOMODOU-SE confortavelmente para receber a investida do garoto com todo o vigor da sua juventude. Abafou os gemidos para evitar que algum vizinho os descobrisse."

52 o ladrão

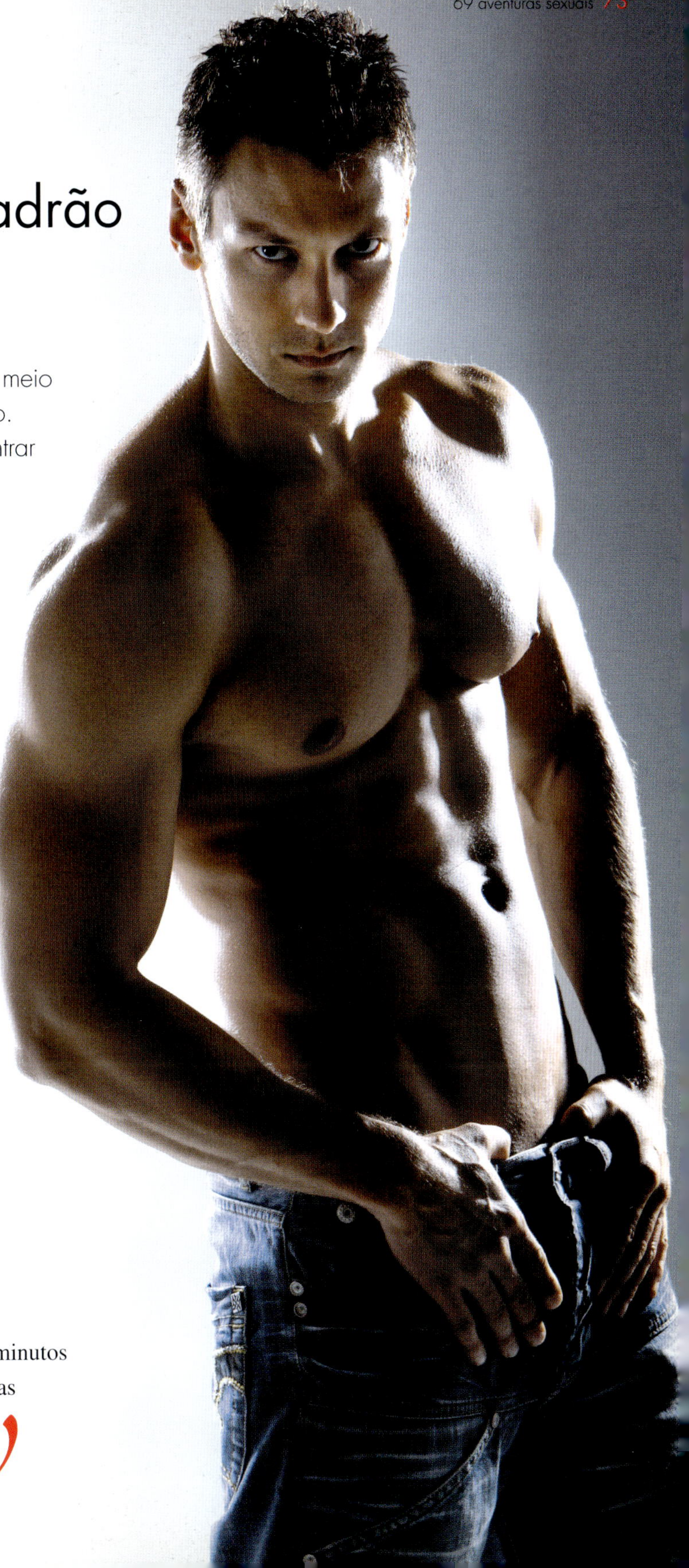

ESTAVA TOMANDO banho no meio de uma abafada noite de verão. As janelas abertas deixavam entrar algum ar que, vez ou outra, agitava um pouco as leves cortinas. Mas ela não prestava atenção. Por isso, não percebeu o movimento estranho. Saiu do banheiro, enxugando-se com a toalha e foi para o quarto. De repente, um homem encapuzado surgiu da escuridão do armário e ela tentou gritar. Sem dúvida, ele era um ladrão de joias, mas, naquele momento, não parecia interessado no seu colar de diamantes, mas sim nas gotas de água que ainda escorriam entre os seios.

> “ELA NÃO resistiu, estranhamente atraída pelo criminoso, que sairia cinco minutos depois sem levar nada, apenas os seus encantos sexuais.”

53 a babá

TINHAM CONTRATADO uma babá, porque ela precisava sair em uma viagem de negócios e ele teria um jantar importante. Muito bonita e jovem, a moça parecia ser boa aluna e tinha um olhar angelical. Chegou com um livro embaixo do braço e foi cuidar do bebê imediatamente, enquanto os pais saíam, cada um para o seu compromisso. Mas, quando ele chegou ao local combinado, o jantar havia sido cancelado, então, voltou para casa, que estava em silêncio, com o bebê dormindo. Só havia uma luz fraca vinda da sala. E ele se surpreendeu ao ver a babá deitada no sofá, nua e se masturbando, contorcendo-se com o próprio prazer entre as almofadas.

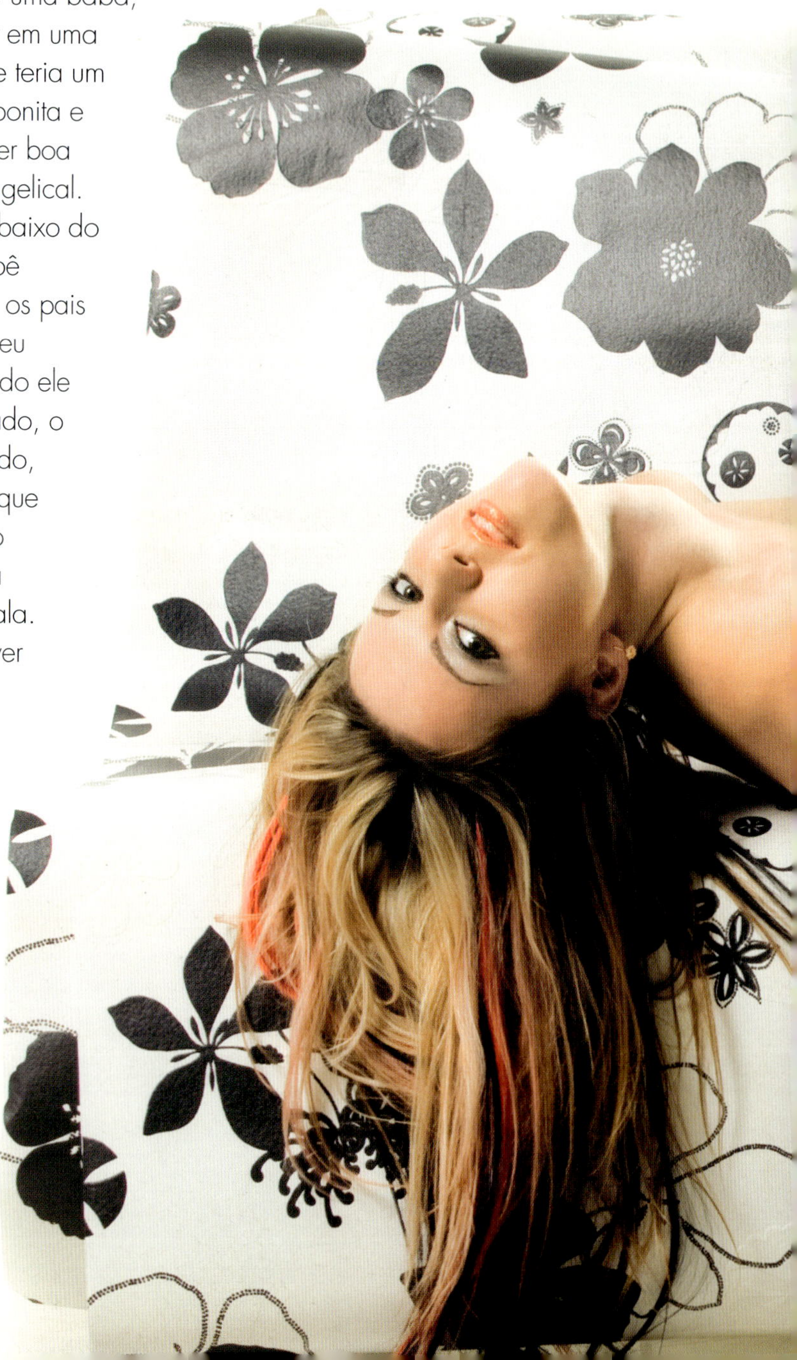

> "EM UMA decisão súbita, ele decidiu 'pagar' a babá e dar-lhe uma gorjeta que ela jamais esqueceria."

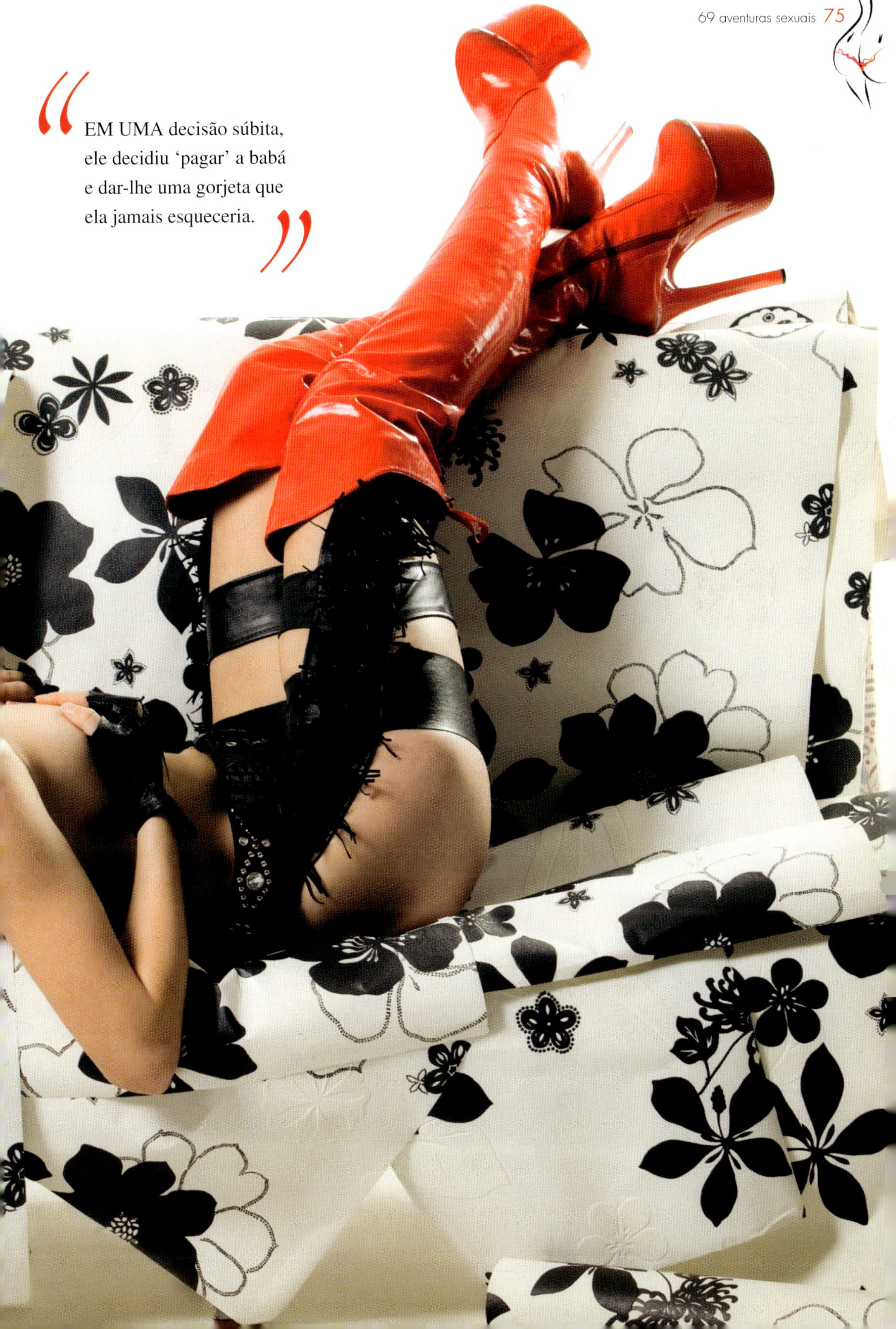

54 o vestiário do sexshop

ELA QUERIA experimentar novas sensações, mas, sozinha e sem compromisso, não conseguia pensar em nada melhor do que ir a um *sexshop* e comprar um brinquedo erótico para poder desfrutar na solidão. O atendente era muito bonito, alto e forte, e, embora ela se sentisse um pouco intimidada com a sua presença, ele tinha um comportamento tão natural que logo começaram a conversar abertamente sobre as vantagens de um novo modelo de vibrador. A conversa foi ficando mais animada até que ele propôs a ela que experimentasse o aparelho e a conduziu ao vestiário. Muito excitada, ela entrou, se despiu rapidamente e começou a passar o vibrador pelo clitóris, sentindo um grande prazer.

"ELA ESTAVA prestes a atingir o orgasmo, quando o atendente entrou e, sem deixá-la parar de

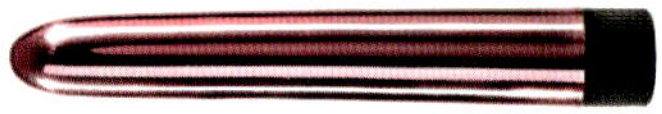

usar o vibrador, a penetrou, proporcionando-lhe uma experiência sexual única."

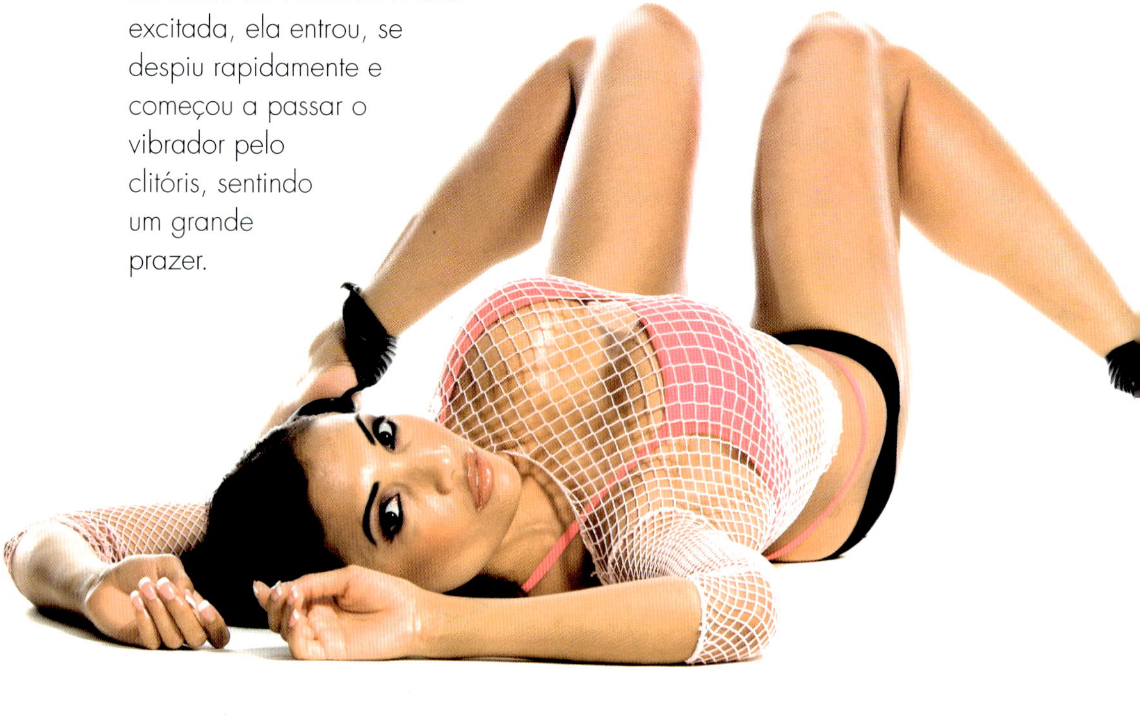

55 o vestiário do clube de tênis

OS PAIS não podiam sequer imaginar que, por trás do seu súbito interesse em aprender a jogar tênis, havia intenções tão ousadas. Ela era jovem e queria desfrutar das suas primeiras experiências sexuais. Então, depois de ter sido desvirginada por um colega de classe, entregou-se ao furor nos vestiários do clube de tênis. Mas, dessa vez, o seu atrevimento se destinava a provocar o professor, um atleta de sucesso, que, no entanto, havia sucumbido à irresistível tentação de penetrar aquela adolescente, que se entregava completamente, levantando os quadris e mostrando o desejo incontrolávell do seu sexo depilado diante dos seus olhos atônitos.

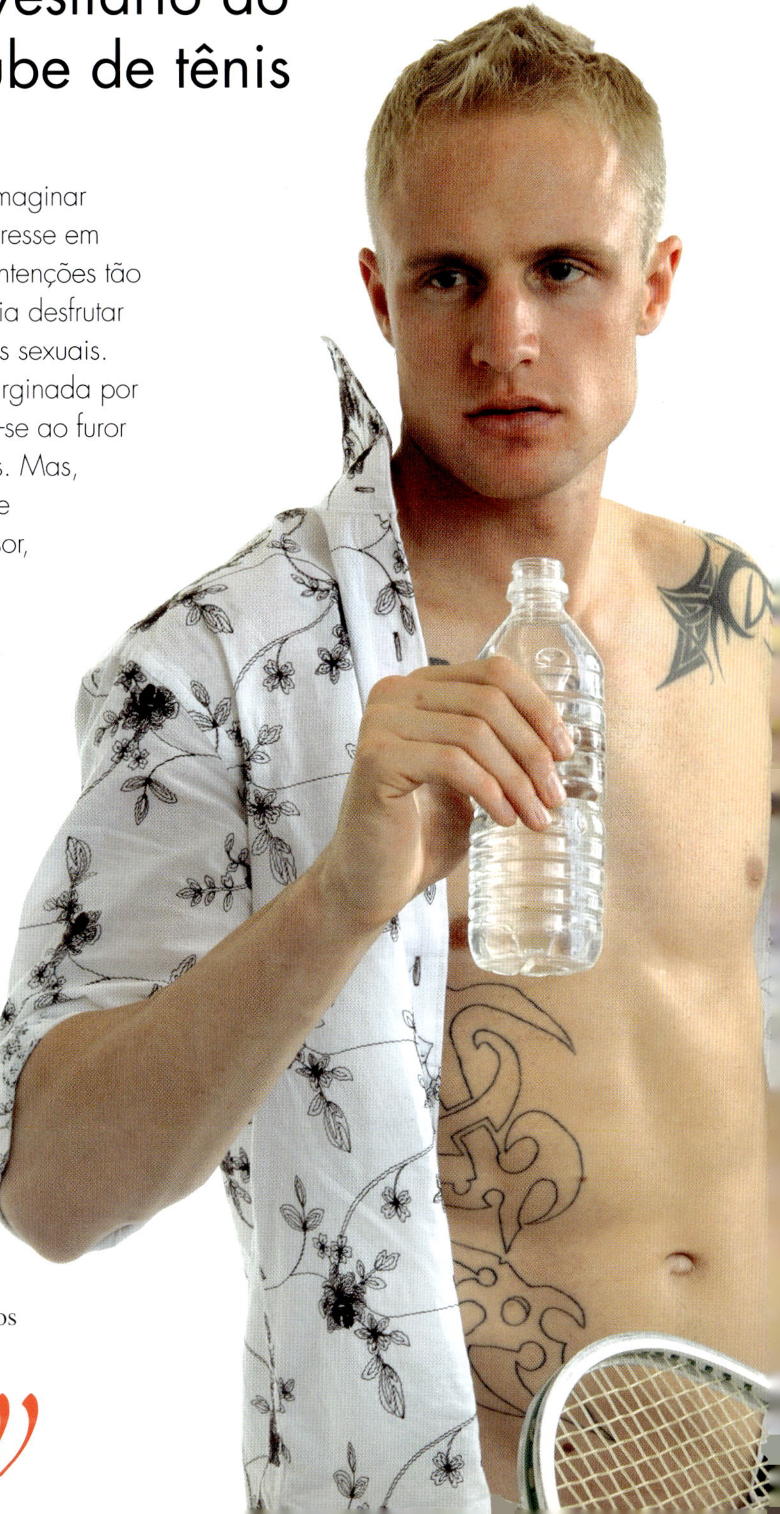

“ELES REPETIRAM os encontros apaixonados durante todo o longo e quente verão.”

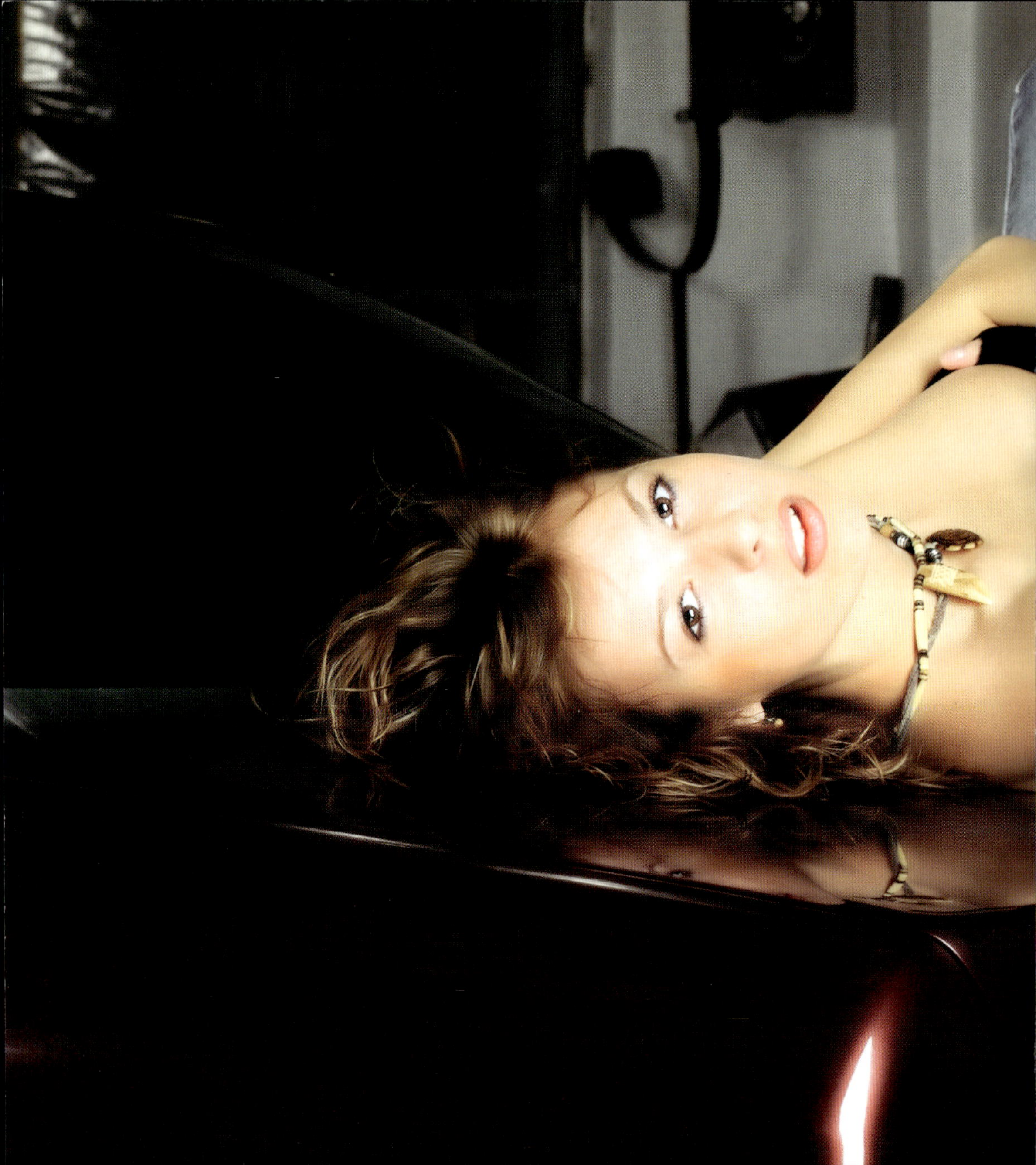

56

a oficina mecânica

"ELA ESTAVA excitada demais para esperar até o final do conserto. Então, ali mesmo, ajoelhou-se diante do mecânico, abriu o zíper da sua calça e agarrou o pênis para fazer-lhe uma sessão de sexo oral completa."

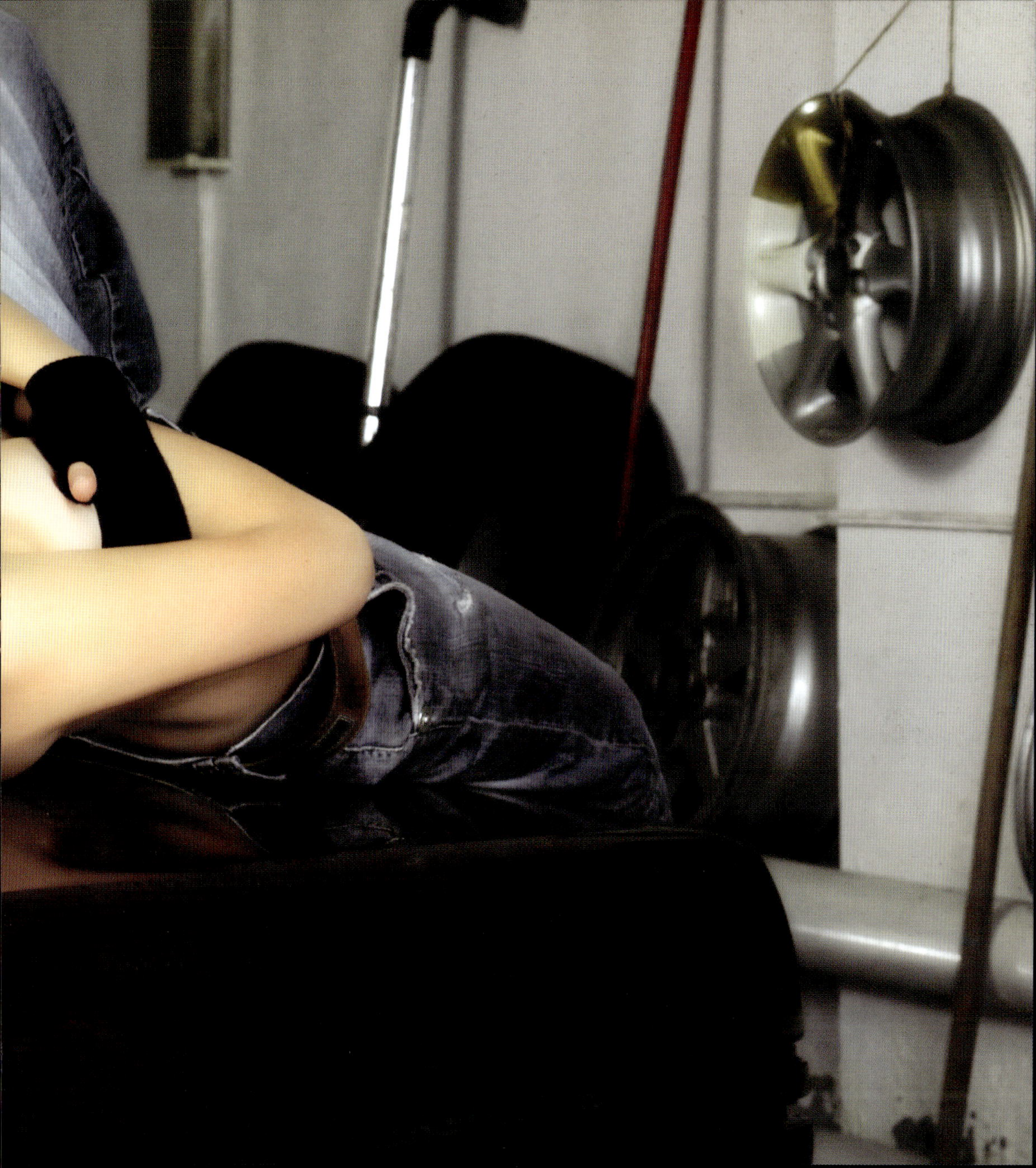

O SEU carro havia quebrado no pior momento possível, justamente quando ela mais precisava dele. Por isso, levou-o à oficina imediatamente. O mecânico que a atendeu disse que era impossível consertá-lo naquele dia, pois tinha muito trabalho. Então, ela decidiu usar as suas armas femininas para convencê-lo, pois, afinal de contas, era um tipo forte e atraente. Desabotoou dois botões da blusa, mostrando os seus seios quase até onde se adivinhava a presença dos mamilos e começou a insinuar-se, esfregando o corpo no dele. Diante dessa promessa, o mecânico concordou e entrou embaixo do carro, deixando o corpo para fora da cintura para baixo.

57 ônibus em horário de pico

JÁ ESTAVA há muito tempo fantasiando com a mulher que descia no ponto seguinte. Ela era muito bonita, com longos e perfumados cabelos loiros e *jeans* que lhe caíam muito bem. Estava sempre impecável, apesar de ter acabado de terminar uma dura jornada de trabalho. Ele entrou, avançando como de costume no meio da multidão, até ficar atrás dela. A cada vaivém, sentia a pressão do corpo dela encostando-se no seu. Rapidamente teve uma ereção e sabia que ela havia notado, mas, em vez de tentar se afastar, ela se esfregava contra o seu pênis, deixando-o mais e mais excitado. Com um olhar lascivo, ela o convidou a descer do ônibus e começaram uma louca corrida sobre a grama do parque deserto, onde os seus gemidos cortaram o ar frio da noite.

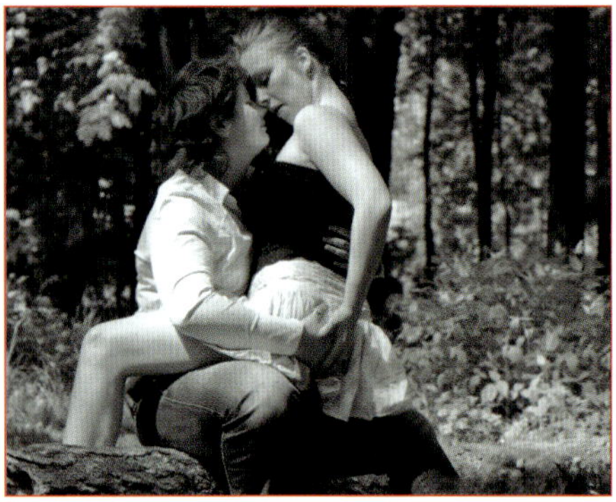

"A PENETRAÇÃO foi tão intensa que o orgasmo demorou apenas alguns minutos para chegar."

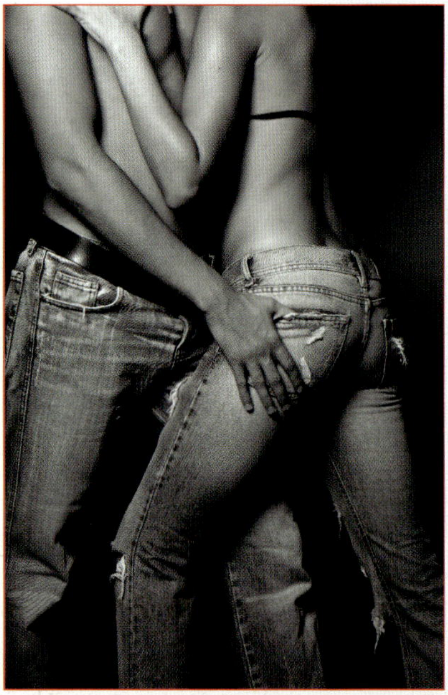

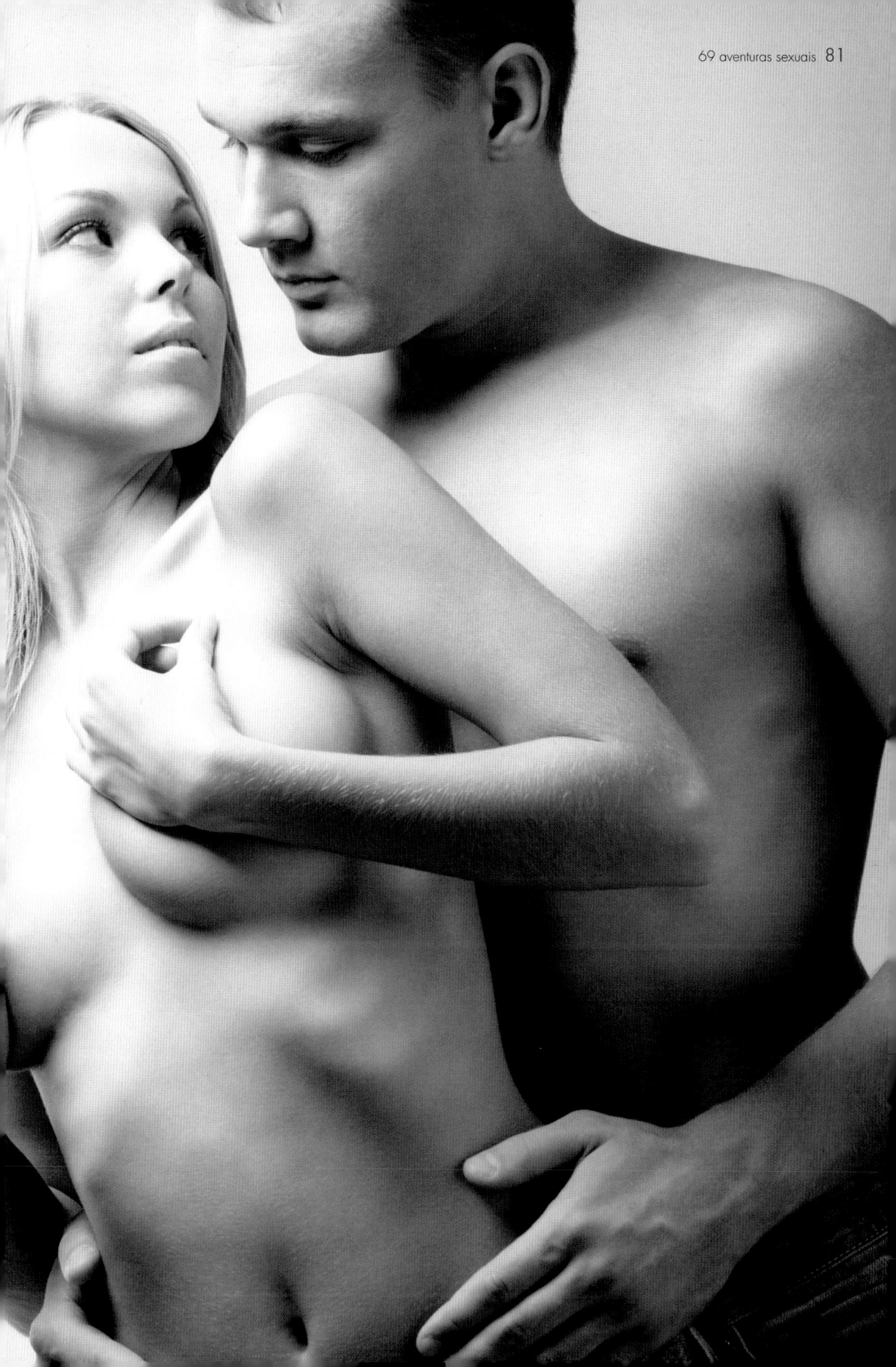

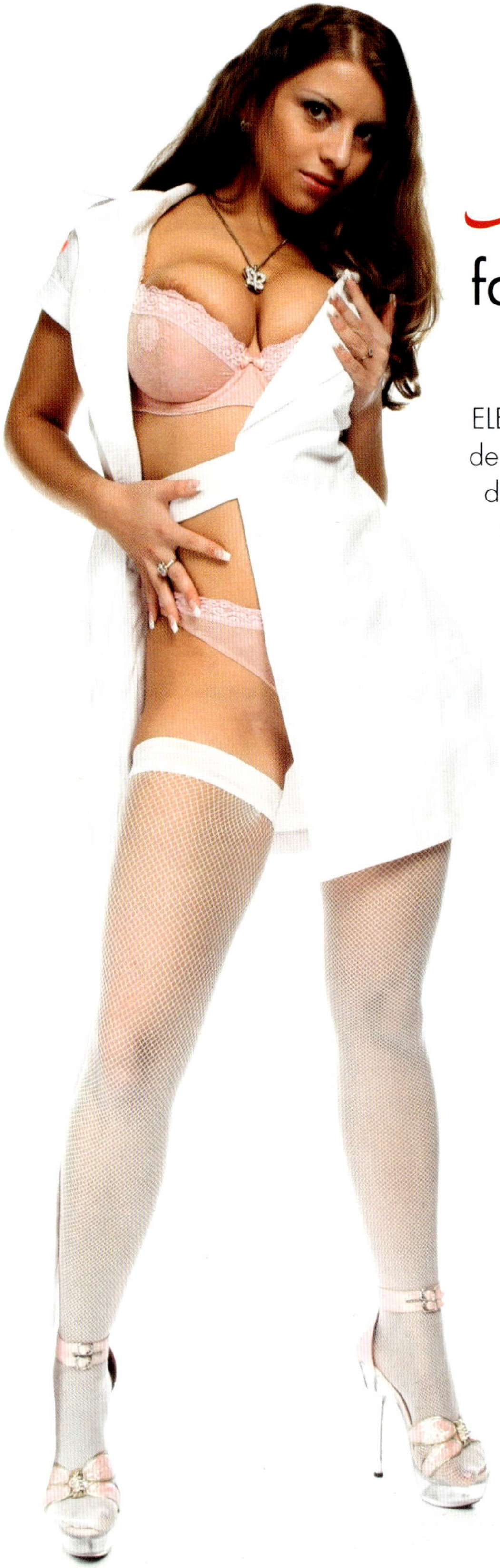

58

farmácia de plantão

ELE CONHECIA a farmacêutica. Era o tipo de mulher que sabe que é atraente e gosta de se sentir desejada. Por isso, ela sempre usava um curto vestido branco que mostrava as suas coxas e abria mais do que devia na parte da frente. Ela estava de plantão naquela noite e ele adivinhou que era a sua chance, e, então, tocou a campainha. Ela abriu a porta da farmácia tão *sexy* como sempre e deixou que ele entrasse com um sorriso malicioso. Atirado, ele sugeriu que fossem juntos buscar o remédio e ela não recusou; pelo contrário, uma vez longe dos olhares da rua, começou a desabotoar o jaleco para revelar a sensual roupa íntima.

“DESCONTROLADO, ELE começou a beijar o seu corpo e, em menos de cinco minutos, os dois ofegavam enquanto faziam sexo no chão.”

59

ousado infiel

A ESPOSA iria trabalhar até tarde e, ávido por novas experiências, marcou com a sua amante em casa, com a intenção de fazer sexo com ela no leito conjugal por pura luxúria. Tudo aconteceu como sempre: a amante era doce e afetuosa, muito complacente com tudo o que ele pedisse, não importava quão atrevida fosse a posição ou a fantasia sexual. Eles já estavam muito excitados, depois de terem se masturbado com as mãos e línguas, quando ele ouviu a esposa entrar e, como nos melhores relatos clássicos, escondeu a amante no armário. Pela fresta da porta, ela, completamente nua, pôde apreciar a visão do amante na cama com a esposa.

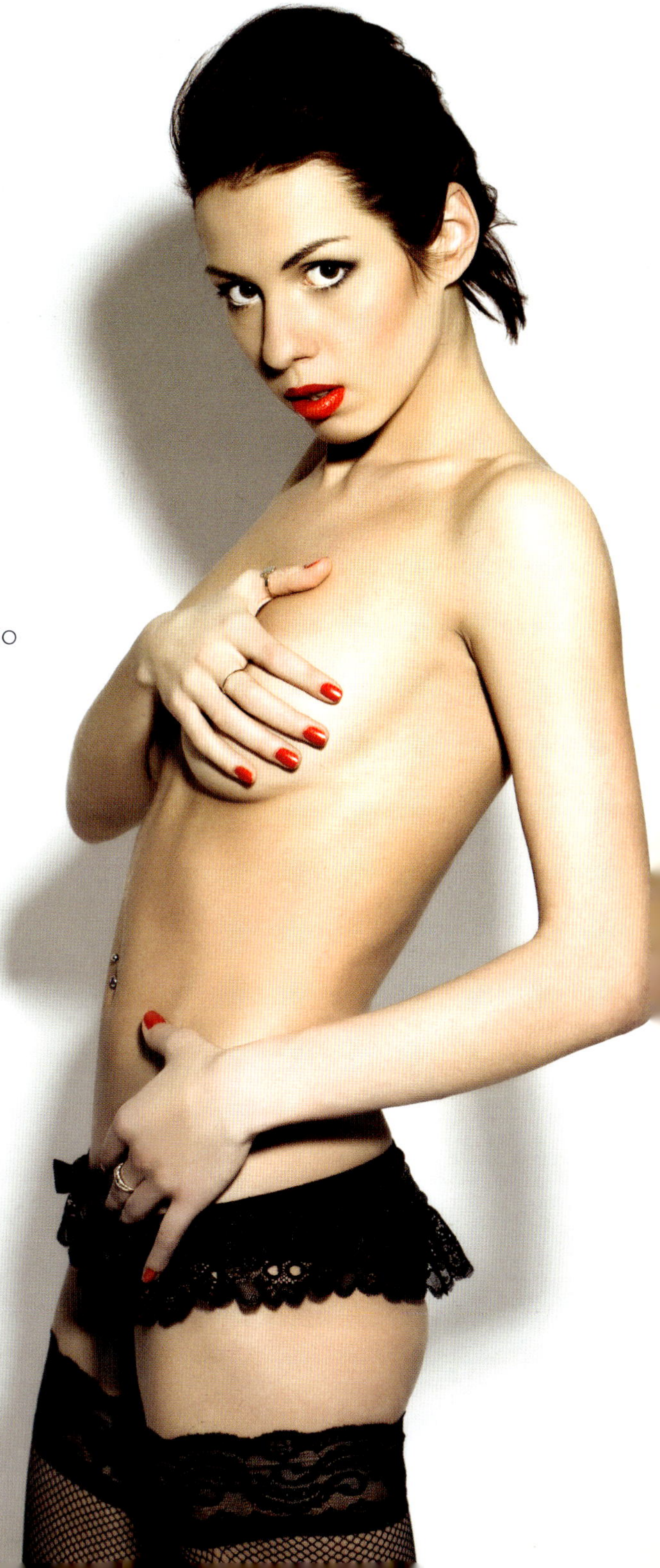

“ENQUANTO OLHAVA, introduzia os dedos na vagina, sentindo um grande desejo.”

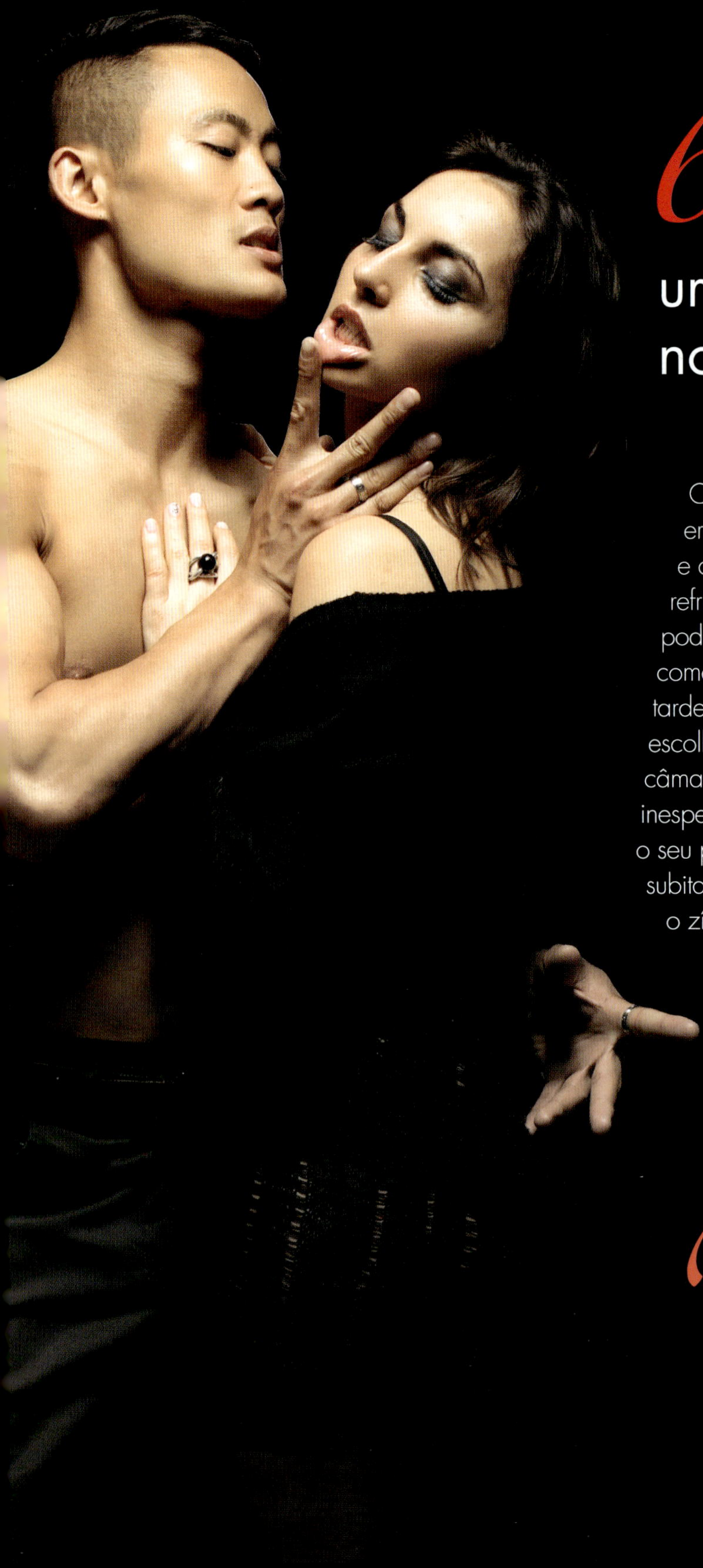

60

um desconhecido no supermercado

O SEU TRABALHO no supermercado era retirar os produtos da câmara fria e colocá-los em prateleiras, também refrigeradas. Nunca pensou que poderia passar calor em um lugar como esse, mas o fato é que, certa tarde, um cliente que fingia estar escolhendo iogurtes a seguiu até a câmara, onde a abraçou inesperadamente e começou a beijar o seu pescoço. Ela não resistiu, pois foi subitamente possuída pelo desejo. Abriu o zíper do uniforme de trabalho para que ele se excitasse, olhando os seus mamilos eriçados pelo frio, e se deixou tocar até nas partes mais íntimas.

“**NUS DENTRO** da câmara, ele a penetrou vigorasamente e chegaram ao orgasmo, deixando que o vapor de suas respirações ofegantes se propagasse pelo ar.”

61 a lavanderia

O CONDOMÍNIO tinha uma lavanderia comum no subsolo do prédio, onde todos os moradores podiam usar a máquina de lavar e pendurar suas roupas. E lá estava ela, a estudante de arte, pendurando suas roupas, quando acenou timidamente para um rapaz atlético, que ela já tinha visto jogando basquete perto da faculdade. Naquele momento, pendurava uma *lingerie* preta e ficou corada com a sua presença. Ele se aproximou, tentando vencer a timidez dela, até ousar tomá-la pela cintura e sussurar algumas obscenidades.

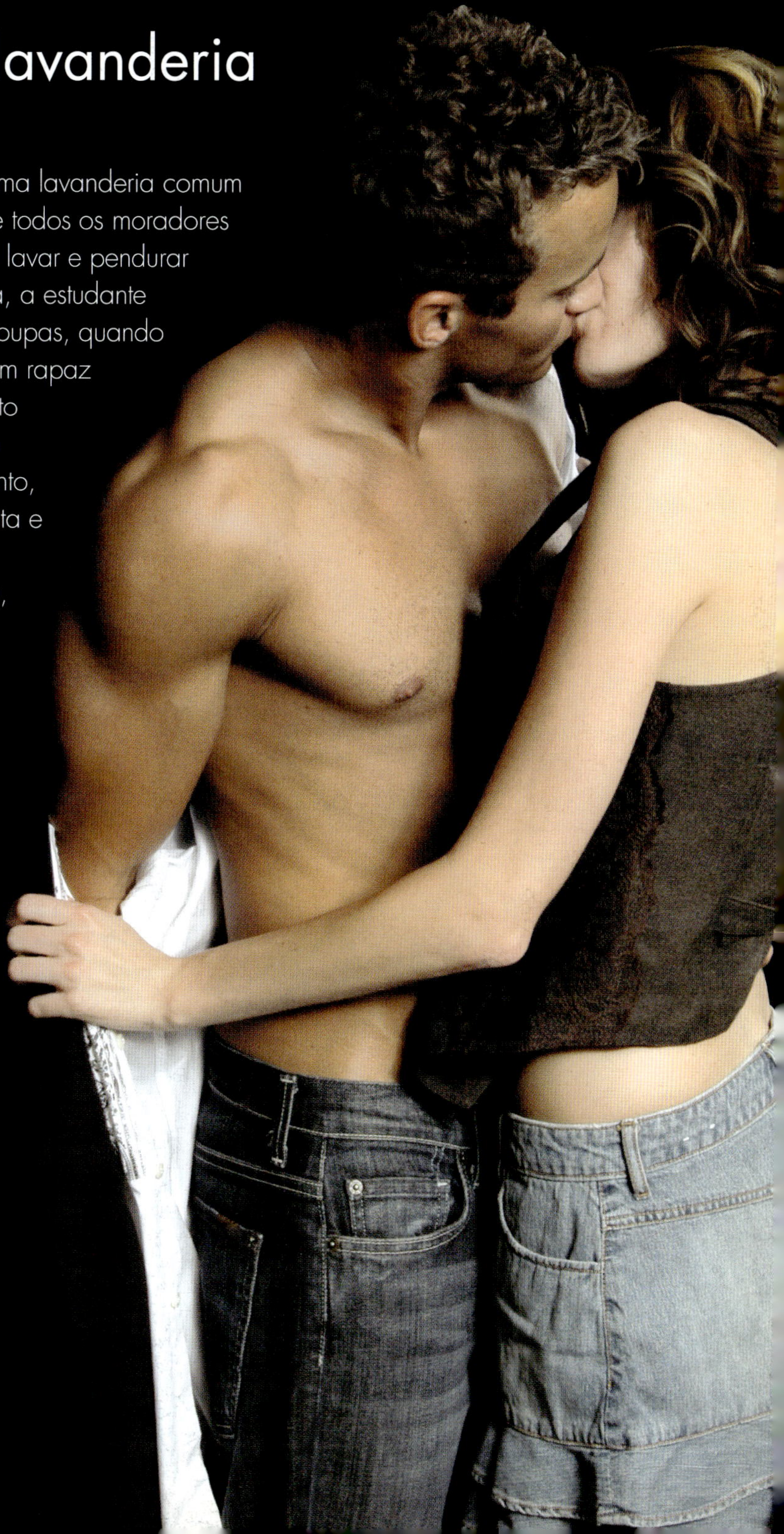

> "**NÃO DEVIA** ser realmente uma garota tão envergonhada, pois, em apenas três minutos, ela gemia de prazer enquanto ele a possuía sobre o monte de roupas molhadas."

62 surpresa na piscina

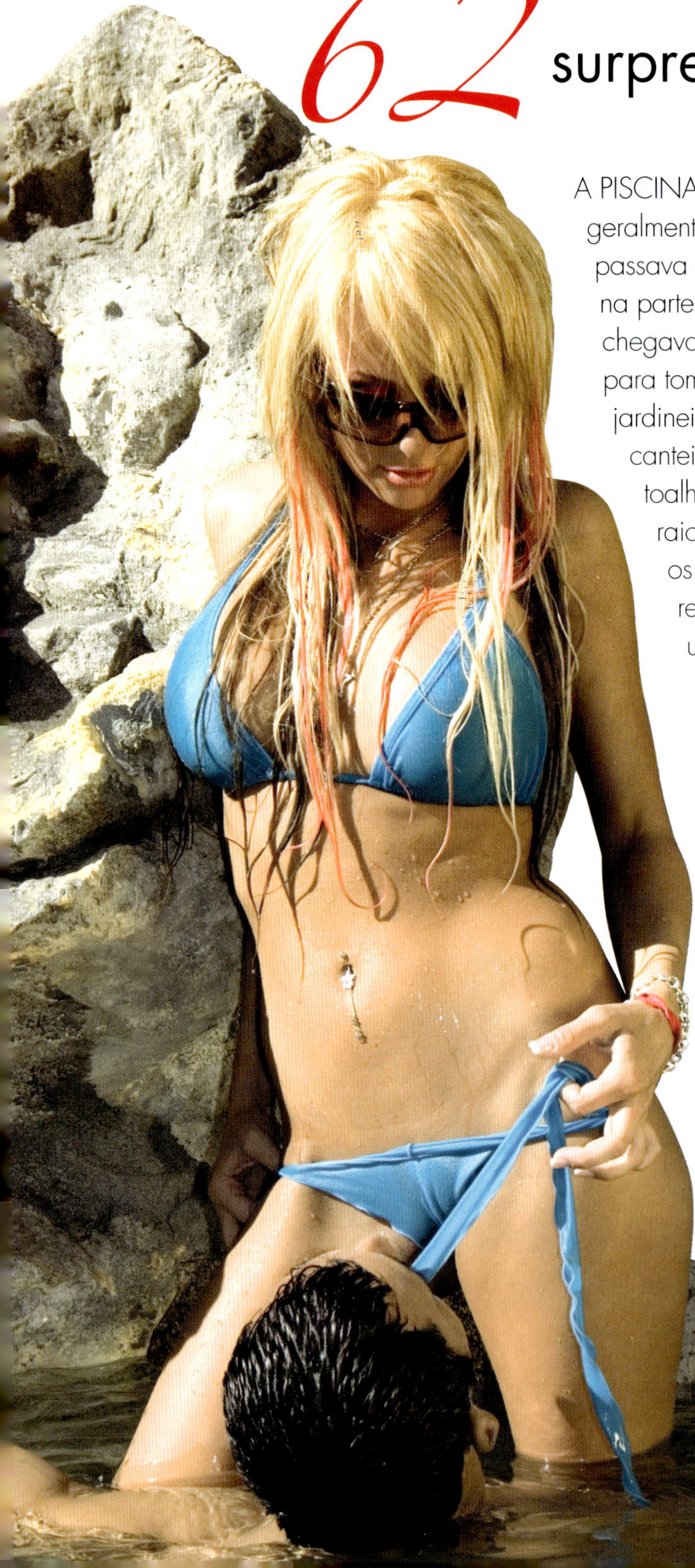

A PISCINA do condomínio residencial geralmente ficava vazia. Somente um vizinho passava algum um tempo ali com as crianças na parte da tarde, mas na última hora, sempre chegava aquela mulher madura e sensual para tomar um banho sedutor, que o jovem jardineiro observava todos os dias dos canteiros. Depois, ela deitava sobre a toalha para se aquecer com os últimos raios de sol, de *topless*, e ele podia ver os seus seios bronzeados, brilhantes e redondos, que sempre lhe causavam uma ereção. Naquele dia, não havia mais ninguém por lá e ela, confiante, tirou o biquíni todo, ficando nua. O jardineiro, em êxtase, viu como ela se abaixava para colocar bem a toalha, mostrando-lhe os apetitosos quadris a apenas um metro dele, e não pôde resistir...

> “ELA PODERIA ter gritado, mas começou a mover os quadris gemendo de prazer a cada investida.”

63 a agência dos correios

TRÊS PESSOAS trabalhavam naquela agência dos correios, mas, naquele verão, ela havia ficado sozinha — a funcionária *sexy* que se abanava atrás do balcão. O homem entrou e deu a ela um recibo para retirar um pacote. Por isso, ela foi até o depósito para pegá-lo. Mas voltou pouco depois, dizendo, com uma voz muito sedutora, que não o tinha encontrado. Intuindo que aquela seria uma oportunidade única, o cliente se ofereceu para ajudá-la e a seguiu até o depósito cheio cartas. Em apenas um instante, sabendo que, a qualquer momento, poderia entrar algum cliente, ele abriu o zíper da calça e tirou o pênis para penetrá-la, pois notou que ela estava muito excitada.

> “ELA APOIOU o corpo e inclinou-se, levantando a saia para mostrar as lindas nádegas e um pouco do seu sexo bastante úmido.”

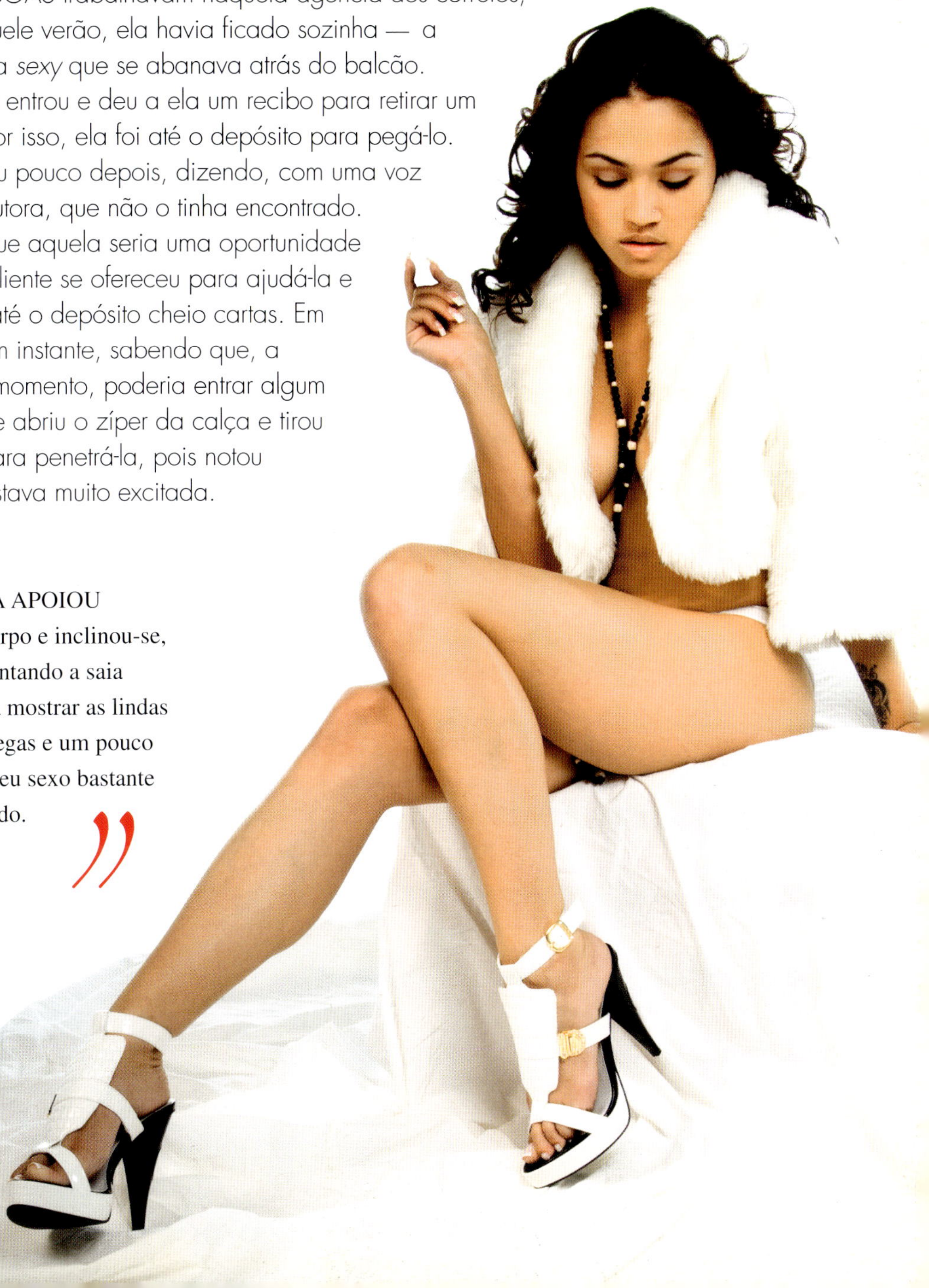

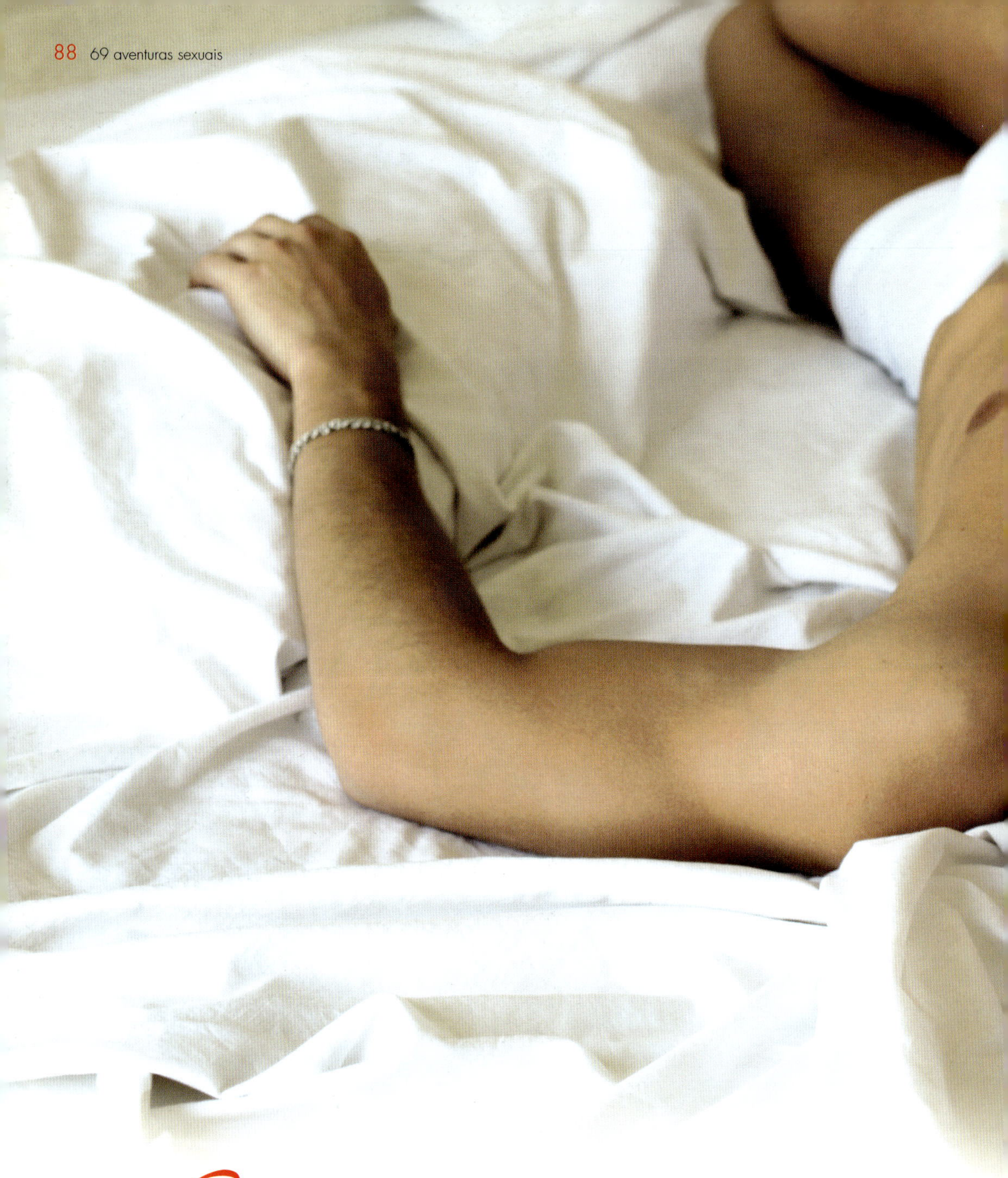

64 o convidado

“ELA SENTIU QUE ele acordava e, pouco a pouco, direcionava a sua cabeça para que o colocasse inteiro na boca e o chupasse mais depressa.”

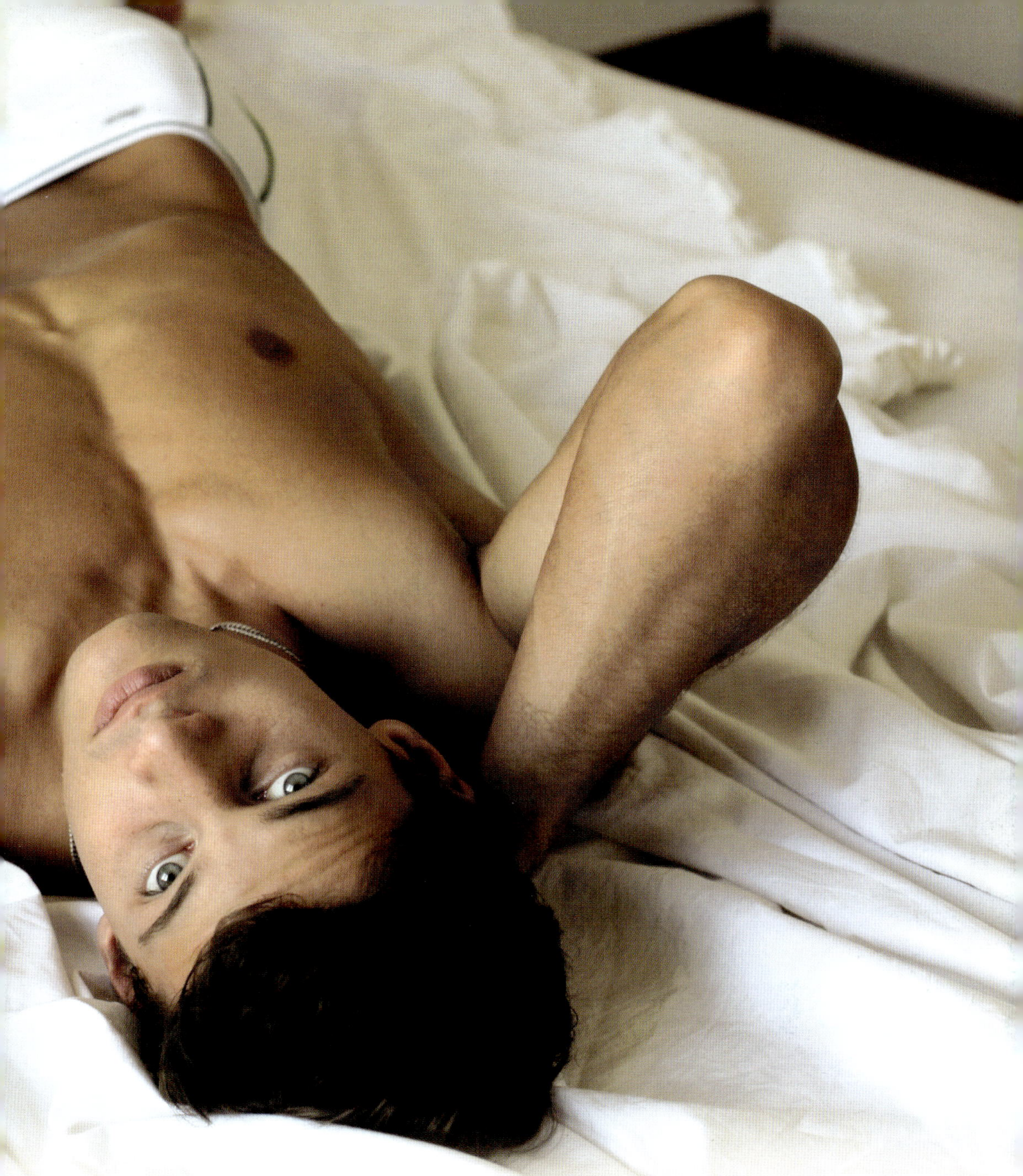

A CASA da família era muito grande e tinha um quarto de hóspedes confortável e espaçoso, onde o amigo do irmão iria dormir naquela noite. Ela se sentia muito atraída por ele e tinha tentado seduzi-lo durante o jantar, mas, provavelmente inibido pela presença dos pais dela, ele nem sequer havia se aproximado. Durante a madrugada, torturada pelos calores que sentia ao pensar nele, ela atravessou sigilosamente o corredor, abriu a porta do quarto e entrou. Ele estava dormindo na penumbra, viu o seu rosto e observou com prazer que o corpo dele se mostrava entre os lençóis. Entrou embaixo dos lençóis e procurou o pênis dele, tão grande quanto ela tinha imaginado, e começou a lambê-lo.

65 nos bastidores

A COMPANHIA teatral passava o verão visitando municípios e pequenas cidades, onde se apresentava apenas uma noite e depois ia embora. Entre os atores, havia uma dançarina muito bonita, de corpo escultural, e que, segundo rumores, tinha costumes um tanto libertinos. Ela tinha acabado de terminar sua participação no espetáculo quando sentiu que um homem a puxava para os bastidores, entre peças do cenário e longe da visão dos espectadores.

“DIANTE DO ímpeto do rapaz, a dançarina sentiu o sexo muito quente e ofereceu-o a ele para que o lambesse. Ele introduziu a língua até levá-la ao êxtase.”

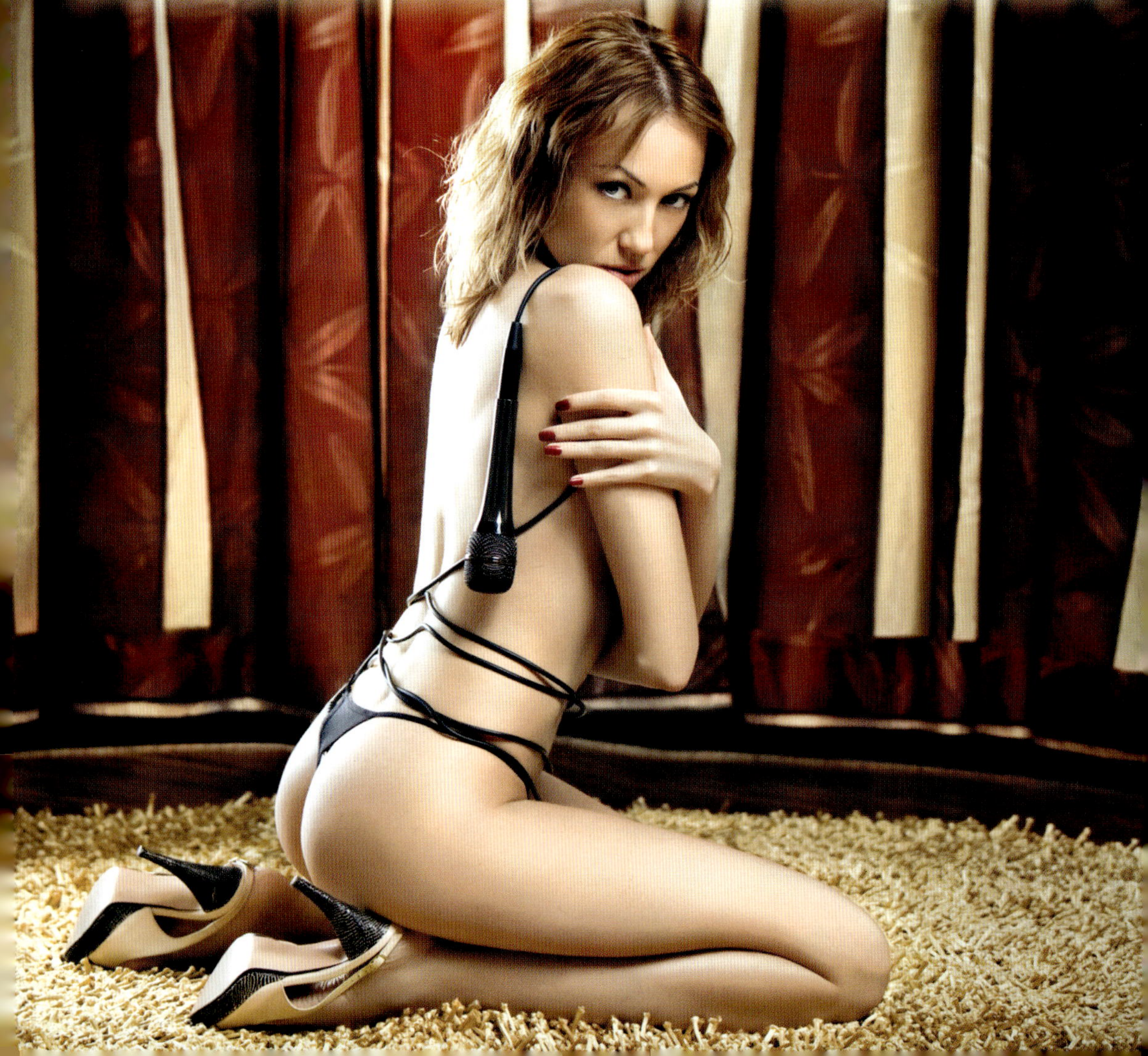

66 o desconhecido

CAMINHAVA PELO parque concentrada em seus pensamentos quando um estranho a agarrou por trás. Algo no seu interior lhe disse para não gritar e, surpresa consigo mesma, não ofereceu nenhuma resistência. Caía uma densa névoa matinal e o dia estava fresco. Então, atrás dos arbustos, ninguém poderia vê-los. Seminua, sentiu a grama úmida na sua pele e a forma como ele mordiscava as suas coxas e começava a lamber o interior do seu sexo, levando-a a um prazer intenso e preparando-a para o coito mais extraordinário da sua vida.

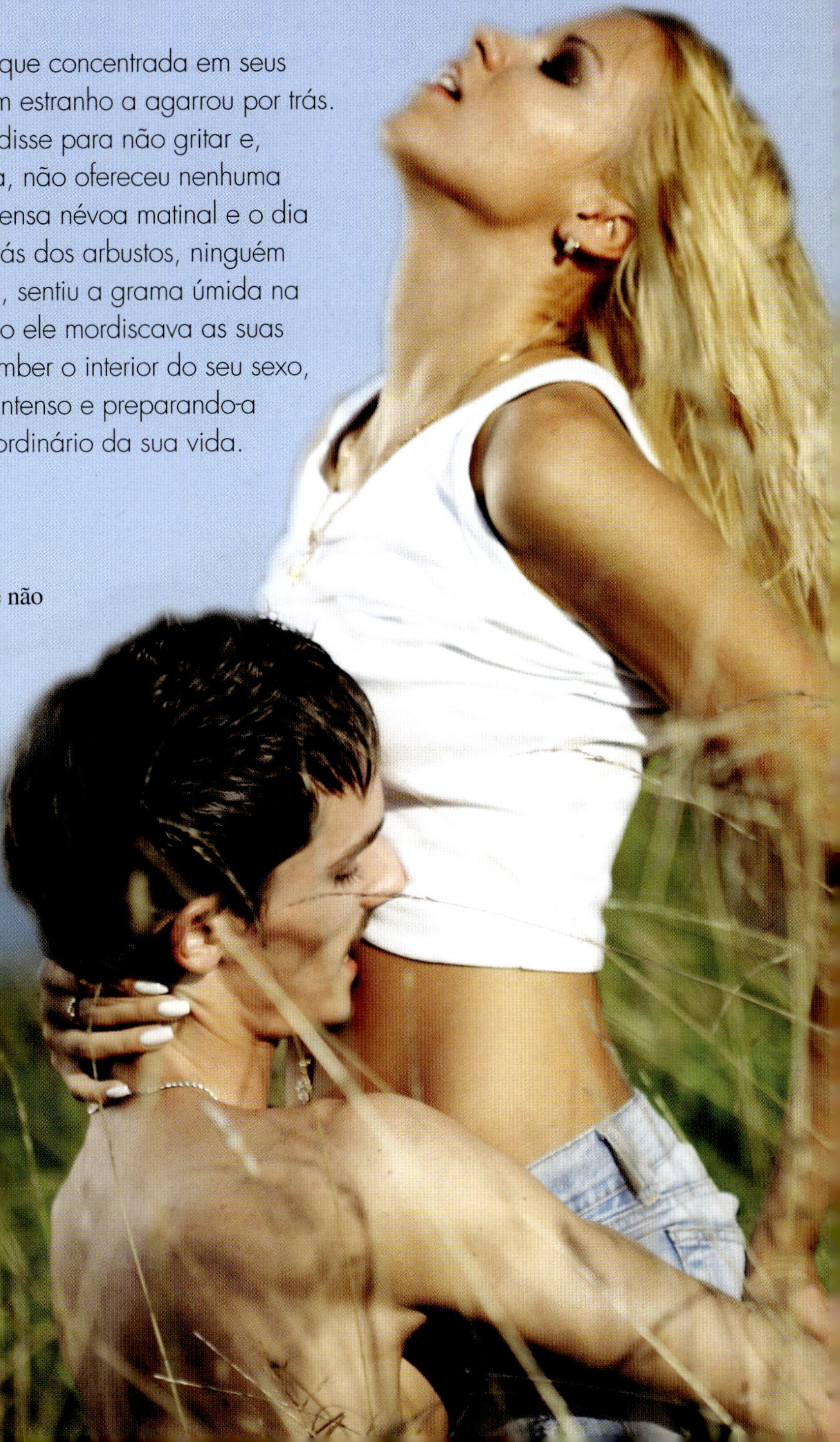

> "ESSA SENSAÇÃO de não ter escapatória abalava o seu íntimo como um poderoso afrodisíaco, enquanto ele arrancava a sua blusa com fúria de caçador."

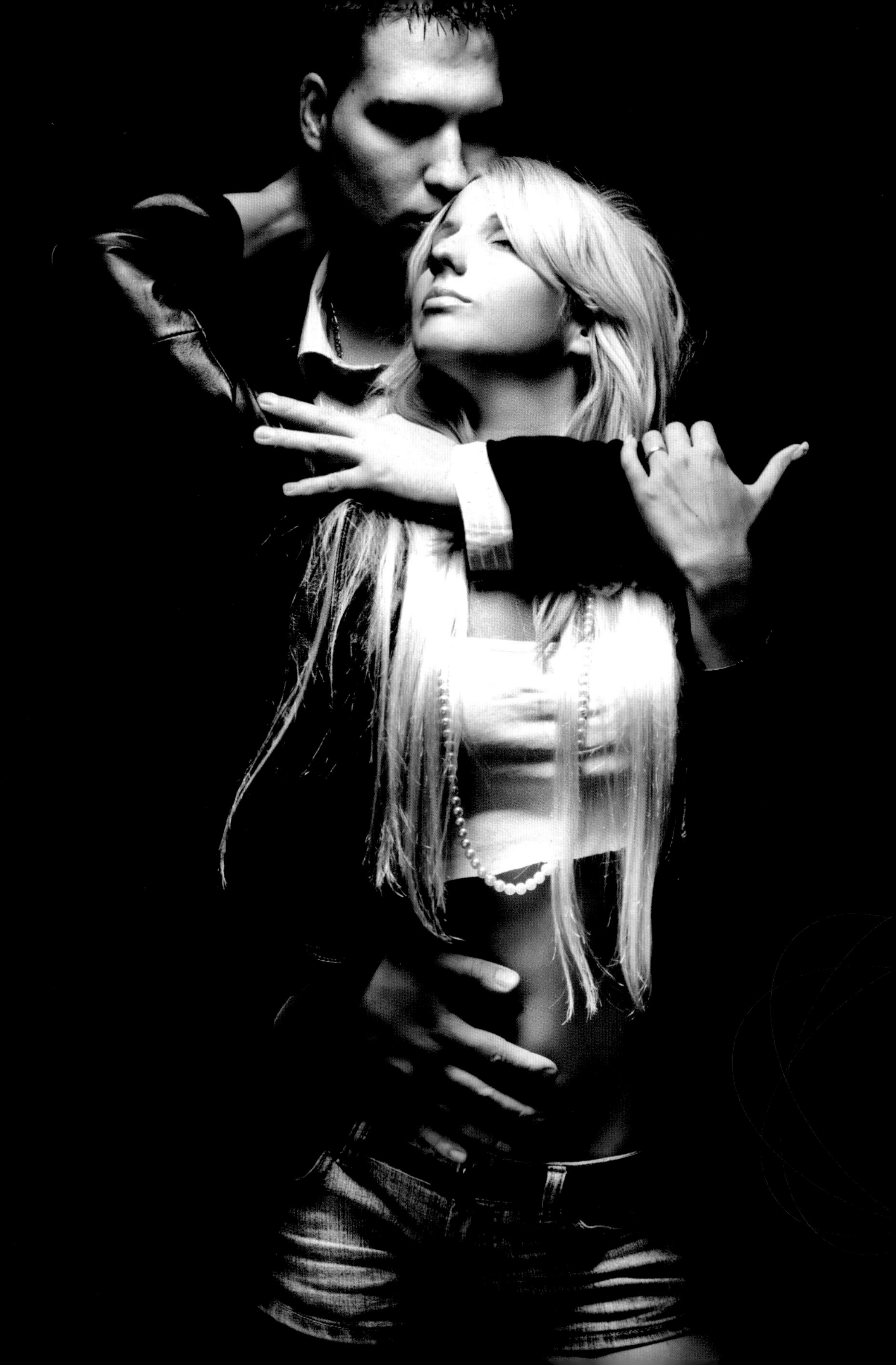

67 um banco no parque

OS DOIS jovens estavam se beijando em um banco do parque, no final da tarde. Eles costumavam ir até lá e um *voyeur* sabia disso. Era o banco mais afastado e, atrás dele, havia alguns arbustos de onde o *voyeur* podia se deleitar sem ser visto.

O casal era muito jovem e, com o calor da tarde e das próprias paixões, estavam suando. Dos beijos e carícias inocentes, passaram a toques mais ousados, praticando um sexo superficial, por cima das roupas. Ele desabotoou a blusa dela e começou a se deleitar, passando os lábios nos seus mamilos endurecidos, sentindo o seu sabor e a sua textura. Ela já estava acariciando o pênis dele, em uma espécie de masturbação.

> “ERA NOITE e, acobertados pela escuridão, ela se contorcia, balançando os quadris sobre o membro dele, já dentro dela, enquanto o *voyeur* tocava os seus genitais sem parar de olhar por um segundo.”

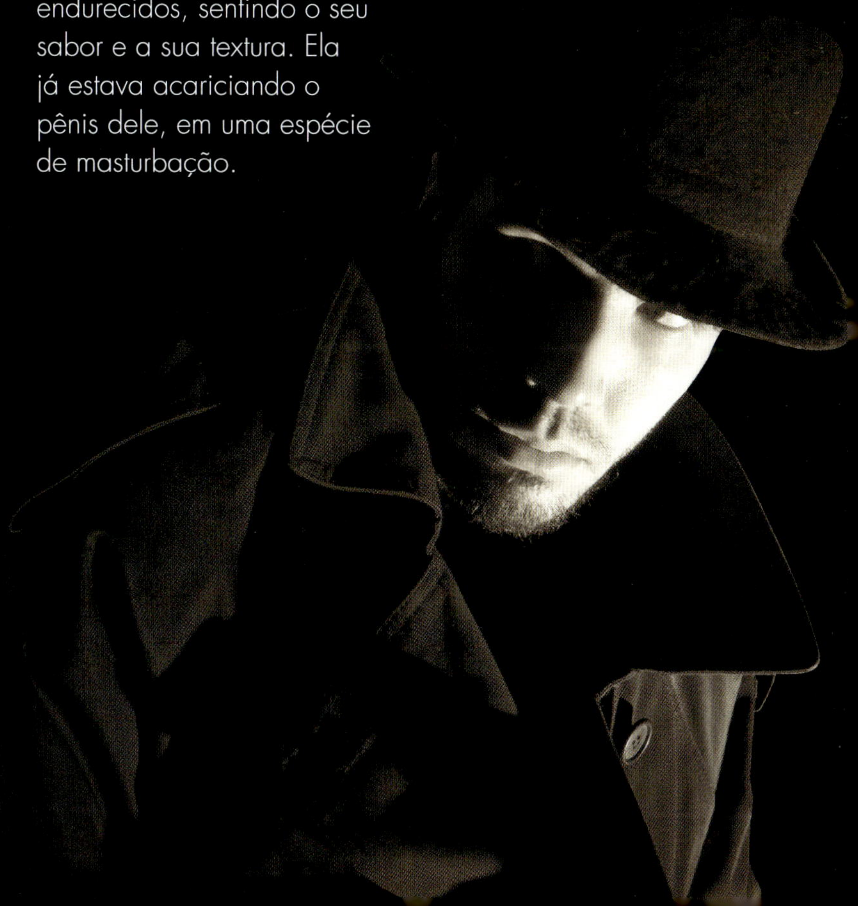

68

no dia seguinte

"CINCO MINUTOS inesquecíveis naquela manhã, durante os quais voltaram a despertar e satisfazer seus desejos mais ardentes."

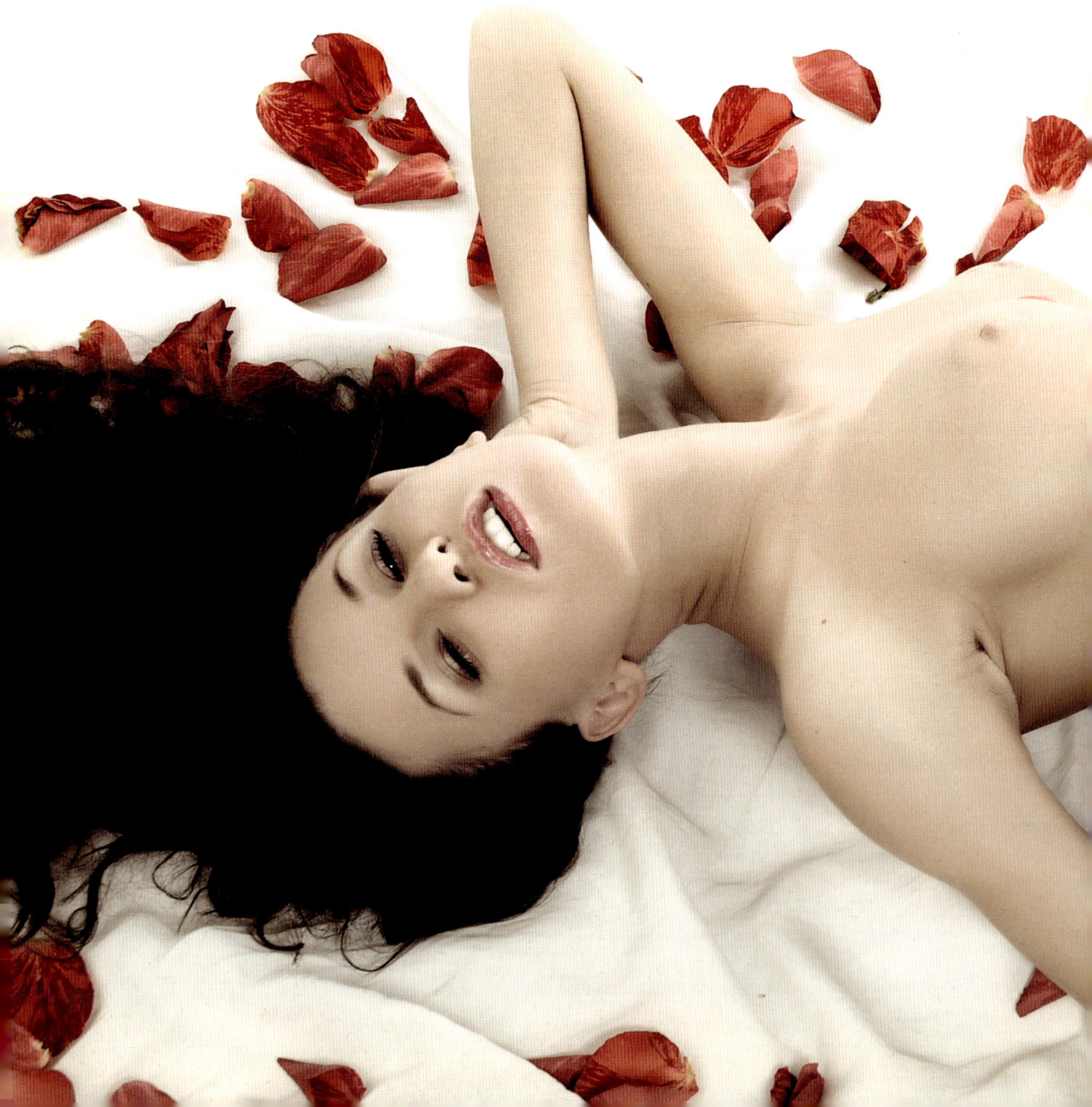

ELES SE CONHECERAM em um bar de estrada na noite anterior. Duas almas solitárias que se entregaram a uma louca noite de paixão, sabendo que nunca mais se encontrariam. Talvez por essa razão, naquela manhã, ele se vestisse silenciosamente na penumbra do quarto de motel.Sua intenção era sair sem o dissabor da despedida; mas, de repente, as mãos dela o impediram de terminar de abotoar a camisa.

– Você está com tanta pressa assim? – sussurrou uma voz sensual no seu ouvido. – Fique só mais cinco minutos.

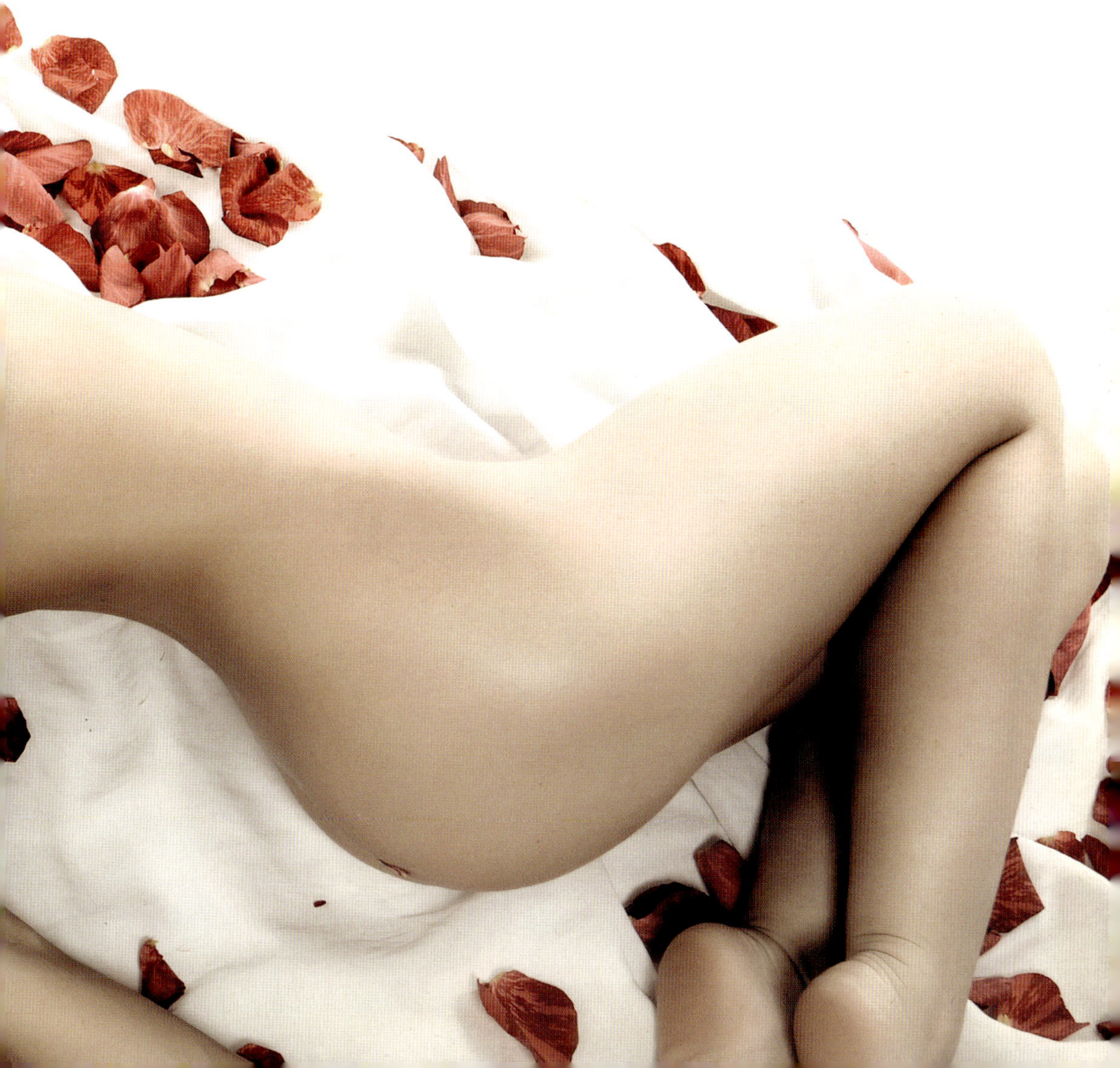

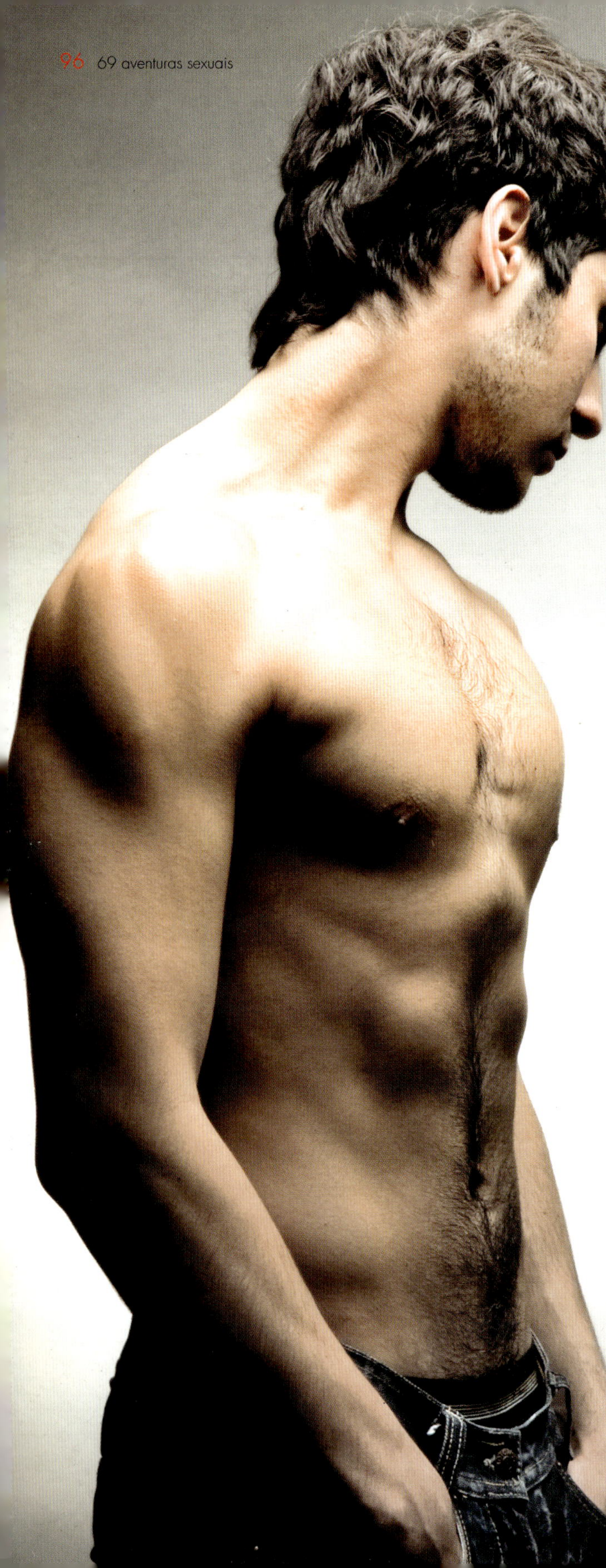

69
o balcão

ALÉM DE ser uma confeitaria, tinha também um forno de pães, portanto, quando a atendente faltava, o rapaz tinha de cuidar de tudo, tanto de fazer pães como de vendê-los. Era muito trabalhador e tinha boa vontade, e também era forte e atlético, mostrava seus incríveis músculos manchados de farinha. Isso era demais para uma mulher tão fogosa quanto ela, que, ao vê-lo, começou a se insinuar tão explicitamente que ele não conseguiu resistir. Sentou-a sobre o balcão e abriu as suas pernas.

> “AO SENTI-LA exitada, ele não perdeu tempo e deu início a uma brusca penetração que parecia enlouquecê-la, pois gemia e se agitava, chegando a gritar de prazer durante os eternos cinco minutos daquele inesperado encontro.”